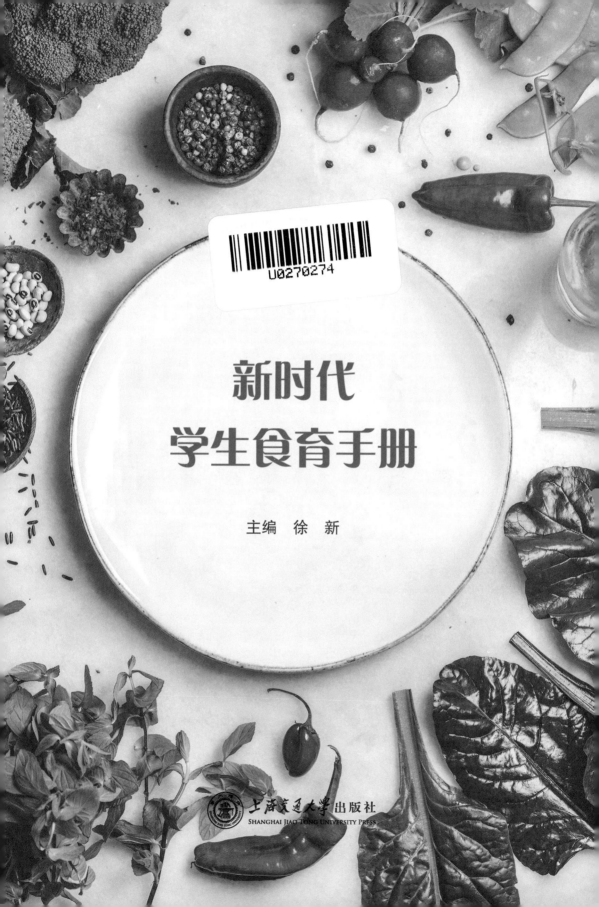

新时代
学生食育手册

主编 徐 新

上海交通大学出版社
SHANGHAI JIAO TONG UNIVERSITY PRESS

内容提要

本书主要内容是学龄儿童的食品安全健康教育,包括学龄儿童膳食与营养、学龄儿童营养与食品安全健康教育、学校营养午餐和家庭健康用餐、学龄儿童运动与营养、食品营养标签、食品污染与预防、学校食品安全管理和食品安全突发事件、饮食文化与节日食俗、日本及我国各地区食育介绍、杜绝食品浪费等。本书内容可为中小学开展食育工作提供参考。

图书在版编目(CIP)数据

新时代学生食育手册 / 徐新主编 . —上海:上海
交通大学出版社,2021
ISBN 978-7-313-24334-8

Ⅰ.①新… Ⅱ.①徐… Ⅲ.①中小学生-膳食营养-
中国 Ⅳ.①R153.2

中国版本图书馆CIP数据核字(2021)第048432号

新时代学生食育手册
XINSHIDAI XUESHENG SHIYU SHOUCE

主　编:徐　新
出版发行:上海交通大学出版社　　　　地　址:上海市番禺路951号
邮政编码:200030　　　　　　　　　　电　话:021-64071208
印　制:上海万卷印刷有限公司　　　　经　销:全国新华书店
开　本:710mm×1000mm　1/16　　　印　张:10.25
字　数:143千字
版　次:2021年4月第1版　　　　　　印　次:2021年4月第1次印刷
书　号:ISBN 978-7-313-24334-8
定　价:68.00元

编辑委员会

主　编

徐　新

主　审

陆　晔

顾　问

吴　凡　陈　华

编　委（按姓氏笔画排序）

王立强　朱青春　伍佩英　李　欣　杨国浩　杨　帆
杨婷婷　何更生　张惠芳　陆大江　陈剑昌　陈　敢
侯建星　施爱珍　闾雯霨　姜兴文　姜培珍　谭佳丽

组织编写单位

上海市科技艺术教育中心
上海市学生活动管理中心
上海市食品安全工作联合会

前言

儿童营养健康状况不但关乎个人成长的未来，更关乎国家发展的未来。

为贯彻落实习近平总书记确立的新时代卫生和健康工作方针，全面推进实施《"健康中国2030"规划纲要》，让每位孩子珍惜每一粒粮食，养成良好的饮食习惯，上海科技艺术教育中心联合上海市食品安全工作联合会等单位，组织编写了《新时代学生食育手册》。本书主要内容是学龄儿童的食品安全健康教育，包括学龄儿童膳食与营养、学龄儿童营养与食品安全健康教育、学校营养午餐和家庭健康用餐、学龄儿童运动与营养、食品营养标签、食品污染与预防、学校食品安全管理和食品安全突发事件、饮食文化与节日食俗、日本及我国各地区食育介绍、杜绝食品浪费等。

希望该读本能对学校和家庭食育的开展起到引领作用，让孩子们学会膳食营养和食品安全知识，识别食品安全风险，并从日常的每一顿饭甚至每一粒米，认识到餐桌上"食"的来之不易，学会珍惜粮食、爱惜粮食，建立健康的饮食习惯，传承我国优秀饮食文化和礼仪，提高营养健康素养。

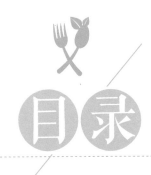

目录

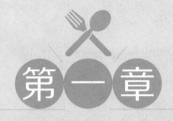

第一章

学龄儿童
膳食与营养

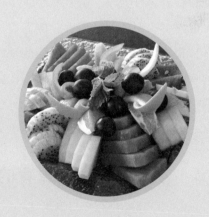

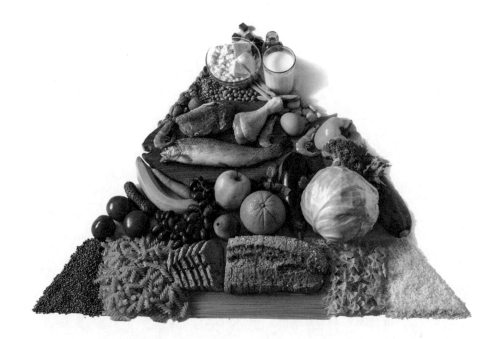

　　食物是人类生存必需的物质基础。学龄儿童一般是指 6 岁至未满 18 岁的未成年人。一般 6 ～ 12 岁儿童处于小学学习阶段，青少年一般指 13 ～ 18 岁人群，处于中学学习阶段，正值青春期。儿童及青少年期生长发育迅速，需要充足的营养，对能量和营养素的需要相对较高。均衡的营养是学龄儿童智力和体格正常发育乃至一生健康的基础。这一时期也是饮食习惯和生活方式形成的关键时期，家庭、学校和社会对学龄儿童开展饮食教育将使他们受益终生。

第一节　学龄儿童生长发育的特点

　　学龄儿童摄入的营养不仅需要维持新陈代谢，还需满足身体组织生长发育的需要。因此，学龄儿童对于单位体重的能量和营养素的需要一般高于成年人。学龄儿童身高每年可增高 5 cm ～ 6 cm，体重增加 2 kg ～ 3 kg。女童 11 ～ 17 岁，男童 13 ～ 18 岁进入人生第二个身高和体重的突增期，即青春期。生长发育迅速、代谢旺盛是青春期的主要表现之一。进入突增高峰时，身高每年可增长 2 cm ～ 8 cm，体重每年可增加 2 kg ～ 5 kg。据估计，约 50% 的人体体重和 15% 的身高是青春期获得的。

学龄儿童的消化系统结构和功能还处于发育阶段。合理和规律的饮食是培养健康饮食行为的基础。

第二节 食物的营养

人类在生命活动过程中需要不断地从外界环境中摄取食物，从中获得生命活动所需的营养物质。营养素的发现是科学家对人类的巨大贡献。科学家把营养素家族的成员分为六大类：碳水化合物、蛋白质、脂肪、维生素、矿物质和水。在这个大家族中，每个成员发挥不同的作用，共同为身体的健康保驾护航。这些营养素在体内的功能主要为：供给组织细胞功能所需要的能量；供给人体的"建筑材料"，用以构成和修补身体组织；提供调节生理功能的物质。

能量是生命的动力，不仅维持体温，支撑生命活动过程，还为各种身体代谢、运动、生长发育提供动力。食物中的能量主要来源于碳水化合物、蛋白质和脂肪。碳水化合物是一大类物质，主要存在于谷薯类食物中，是膳食能量的主要来源。能量摄入与消耗就像天平，需保持平衡。缺乏食物或偏食、挑食会导致长期的人体能量摄入不足，可致使儿童明显矮小、消瘦，严重者为"皮包骨"。长期缺乏身体活动，能量摄入超过消耗，会导致超重或肥胖。儿童、青少年肥胖不仅影响生活、学习和健康，也可埋下成年期慢性疾病的祸根，如高血压、心脏病等。

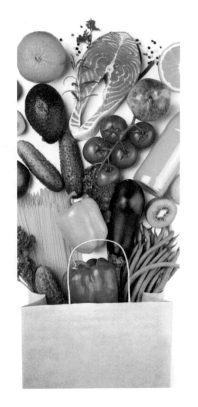

第三节　食物的消化吸收

机体通过摄取食物，经过体内消化、吸收和代谢，利用食物中对身体健康有益的物质，构建机体组织器官，满足生理和体力活动的需要。人体摄入的食物必须在消化道内被加工处理，分解为小分子物质后才能进入人体内。消化道由口腔、咽与食道、胃、小肠、大肠组成（人体消化系统模式图如图 1-1 所示）。食物经消化后产生的营养素，形成小分子物质通过消化道进入血液或淋巴液，被称为吸收。

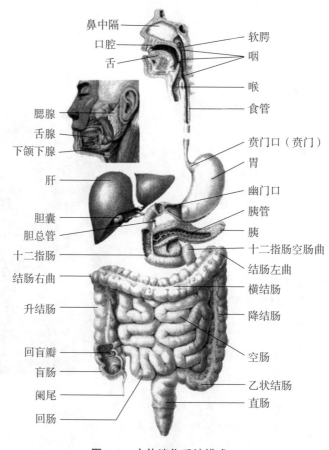

图 1-1　人体消化系统模式

第四节 中国学龄儿童膳食指南

《中国学龄儿童膳食指南（2016）》在《中国居民膳食指南（2016）》中一般人群膳食指南的基础上，综合分析了我国学龄儿童的营养和健康状况，探究了合理膳食、饮食行为与健康的关系，更加全面、详细地为学龄儿童提出了膳食方面的建议。其核心信息在一般人群膳食指南（6条）的基础上，增加5条核心推荐构成。

（一）认识食物，学习烹饪，提高营养科学素养

1. 要点

食物是人类赖以生存的物质基础，供给人体必需的营养素和生物活性物质。我国学龄儿童营养知识缺乏，饮食行为不合理现象普遍。营养素养是指个人获取、处理与理解食物和营养基本信息及运用信息做出正确的健康决策的能力。营养素养不仅包括营养知识，还包括技能、行为，从知道食物的来源到有能力选择和准备食物，并采取符合膳食指南的行为。学龄儿童期是学习营养健康知识、养成健康生活方式、提高营养健康素养的关键时期。学龄儿童应积极学习营养健康知识，认识食物，了解食物对健康的影响；学会合理搭配食物的生活技能，培养健康饮食行为；参与食物的选择与烹饪，传承我国优秀饮食文化和礼仪；家庭、学校和社会应共同开展饮食教育，提高营养科学素养。

2. 应用

从认识食物开始，了解食物的来源、分类、主要营养特点；了解食物加工烹调及其对食物营养价值的影响；了解食物的消化吸收及其对身体健康的影响。可通过让儿童参观食品企业、农场，或参与食品从原材料的养殖到加工生产的过程，从而认识食物。

学习烹饪，传承我国优秀饮食文化，充分发挥家长的引导作用，鼓励学龄儿童参与家庭食物的选择、购买、加工和烹调等。了解和学习食物的

合理搭配、烹饪知识和技能。家长和老师要教导学龄儿童了解不同地域的风俗和良好的饮食习惯，学习餐桌礼仪，传承优秀饮食文化。教会学龄儿童珍惜食物，不铺张浪费、不剩饭菜。家长应与学龄儿童共同营造轻松快乐的就餐环境，让学龄儿童在进餐过程中保持心情愉快，不在进餐时对其批评指责。

营造营养健康教育校园环境，把营养健康融入学校教育。学校是实施营养健康教育的关键场所，以学校为依托开展营养健康教育，开设营养健康教育相关的课程，做好学校食堂的膳食营养氛围建设，增加学生的亲身体验活动。

（二）三餐合理，规律就餐，培养健康饮食行为

1. 要点

学龄儿童需养成良好的饮食习惯，饮食应多样化，保证营养齐全，并且做到清淡饮食。饮食规律一般为一日三餐，两餐间隔 4～6 小时，三餐定时定量。早餐提供的能量和营养素应占全天的 25%～30%，午餐占 30%～40%，晚餐占 30%～35%。每天吃早餐，保证早餐的营养充足。营养充足的早餐可以改善认知能力，降低发生超重或肥胖的风险。学龄儿童的钙营养状况对成人骨量峰值的高低起决定性作用。为满足学龄儿童骨骼生长的需要，建议每天摄入奶或奶制品。常吃快餐特别是西式快餐，是诱发儿童超重或肥胖的饮食因素之一。

2. 应用

吃好早餐：每天吃早餐，并保证早餐的营养充足。充足的早餐应该有以下三类及以上食物：谷类及薯类食物（如馒头、花卷、面包、红薯等）；畜禽鱼蛋类（如蛋、猪肉、牛肉、鸡肉等）；奶类、豆类及其制品（如牛奶、酸奶、豆浆、豆腐脑等）；新鲜蔬菜水果（如黄瓜、西红柿、苹果等）。

天天喝奶：保证每天喝奶及奶制品 300 mL 或食用等量奶制品，可以选择鲜奶、酸奶、奶粉或奶酪。含乳饮料指以乳或乳制品为原料，添加或不添加其他食品原辅料和（或）食品添加剂，经加工或发酵制成的制品，

如乳酸菌饮料等。多数含乳饮料的主要成分是水，营养价值远低于奶制品。如 100 g 牛奶中蛋白质含量约为 3.0 g，钙约为 104 mg，而乳酸饮料中蛋白质仅为 0.9 g，钙为 14 mg。

合理选择快餐：西式快餐主要由肉类、煎炸食品和含糖饮料组成，能量高，但维生素、膳食纤维少。应做到清淡饮食，少在外就餐，少吃高能量、高脂肪或高糖的快餐。

（三）合理选择零食，足量饮水，不喝含糖饮料

1. 要点

零食是指一日三餐以外吃的所有食物和饮料，不包括水。合理地选择零食可以为日常膳食作有益补充。应选择干净卫生、营养价值高的食物作为零食，可在两餐之间吃适量的零食。足量饮水可以促进儿童健康成长，还能提高学习能力。每天足量饮水 800 ～ 1 400 mL，首选白开水。少喝或不喝含糖饮料，经常大量饮用含糖饮料会增加发生龋齿和超重、肥胖的风险。学龄儿童发育尚未完全，酒精会损伤肝脏和神经系统发育，应禁止饮酒。

2. 应用

合理选择零食：零食是儿童营养的补充，是儿童饮食中的重要部分，其摄入是以不影响正餐为宜。建议选择新鲜、天然、易消化的食物，如奶制品（液态奶、酸奶、奶酪）、新鲜水果、蔬菜、坚果和豆制品（豆腐干、豆浆）；限制果脯、水果罐头、咸鱼、香肠、腊肉、鱼肉罐头、乳饮料、冷冻甜品类食品（冰激凌、雪糕）等；少选油炸食品（油条、麻花、油炸土豆等）、膨化食品（薯片、爆米花、虾条等）、含人造奶油的甜点和烧烤类食品等。巧用营养标签选零食和饮料。

足量饮水：每天少量多次、足量喝清洁的饮用水，不要感到口渴时再喝，可以在每个课间喝水 100 ～ 200 mL。学校提供清洁的饮用水，家里常备凉白开水。儿童避免饮用含糖饮料。6 ～ 10 岁学龄儿童每天 800 ～ 1 000 mL，11 ～ 17 岁中小学学生每天饮水 1 100 ～ 1 400 mL。天气炎热或运动时出汗较多，应增加饮水量。有人对"毫升（mL）"没有概念，到底

要喝多少杯水？一瓶普通瓶装的矿泉水一般是 550 mL，所以 1 100 mL 的量大概就是两瓶矿泉水。

不喝含糖饮料：学龄儿童游离糖摄入量应在总能量的 10% 以内，可接受的游离糖摄入量每天低于 50 g。含糖饮料中的糖属于游离糖，100 mL 碳酸饮料中含游离糖约 11 g，因此，要不喝或少喝含糖饮料，更不能用饮料代替饮用水。

禁止饮酒：提高学龄儿童对饮酒危害的认识。加强对含酒精饮料的管理，在酒及含酒精饮料的包装上标示"未成年人请勿饮酒"等警示标识，开展预防儿童酒精滥用的早期预防控制工作。

（四）不偏食、节食，不暴饮暴食，保持适宜体重增长

1. 要点

学龄儿童应做到不偏食、挑食，不过度节食，不暴饮暴食，正确认识体型，保证适宜体重增长。挑食、偏食不利于学龄儿童的生长发育，会引起营养不良、贫血和维生素缺乏等现象，也容易伴随其他行为问题。通过合理膳食和适宜的身体活动可以预防营养不良和超重肥胖。

2. 应用

不偏食、节食，不暴饮暴食：对学生健康的饮食行为给予鼓励，偏食、过度节食、暴饮暴食都是不健康饮食行为。要及早发现，及早纠正学龄儿童的偏食、挑食行为，调整食物结构，增加食物的多样性和食物的可接受程度。学龄儿童应避免过度节食，避免采用极端的、不科学的减重方式控制体重。过度节食行为容易导致营养不良，需早发现、早矫正、早干预。避免暴饮暴食，应定时进餐，同时避免在消极的情绪下进食。

保持适宜的体重增长：学龄儿童正处于生长发育的关键时期，适宜的身高和体重增长是营养均衡的体现。可采用我国卫生行业标准《学龄儿童青少年营养不良筛查》（WS/T 456—2014）以及国家标准《学生健康检查技术规范》（GB/T 26343—2010），采取分性别和年龄的身高和体质指数（BMI）判断学龄儿童的营养状况：生长迟缓、消瘦、正常、超重或肥胖。进行营养状况判断时，应先采用身高判断是否是生长迟缓，除生长迟

缓外，再采用 BMI 筛查消瘦、超重或肥胖。

　　控制学龄儿童超重、肥胖：对超重、肥胖的学龄儿童，在保证正常生长发育的前提下，通过调节饮食和合理运动，保持适宜的体重增长。调整膳食结构包括控制总能量，减少高脂肪、高能量食物的摄入，如油炸食品、肥肉、糖、奶油制品等的摄入。合理安排三餐，避免吃零食或喝含糖饮料。同时，超重、肥胖学龄儿童应逐步增加运动频率和强度，可增加至每天 1 小时的中等强度活动，并且减少久坐，如看电视、玩电脑等静态活动方式。

（五）保证每天至少活动 60 分钟，增加户外活动时间

1. 要点

　　积极进行身体活动、保证充足的睡眠、减少静坐时间有利于促进生长发育，预防肥胖发生，提高学习效率，促进心理健康。学龄儿童每天应累计至少 60 分钟中等强度以上的身体活动，其中每周至少 3 次高强度的身体活动，包括抗阻力运动和骨质增强型运动，并增加户外活动时间。视屏时间每天不超过 2 小时，越少越好。鼓励学龄儿童经常参加户外游戏与活动，可增强体能，维持能量平衡，促进皮肤中维生素 D 的合成和钙的吸收利用，并可以有效预防近视的发生，减缓近视的发展。

2. 应用

　　积极开展身体活动：身体活动包括在家庭、学校和社区中的游戏玩耍、交通往来、家务劳动、体育课或有计划的锻炼等。每天累计至少 60 分钟中等强度到高强度的身体活动，大于 60 分钟的身体活动可提供更多的健康效益。以有氧运动为主，每次最好 10 分钟以上。每周至少进行 3 次高强度身体活动、3 次抗阻力运动（如俯卧撑、仰卧起坐及引体向上等）和骨质增强型运动。避免空腹运动，饭后 1 小时再进行运动，运动后注意补充水分。雾霾天或空气污染严重时，可在室内进行不明显增加心率的运动，进行协调性和平衡性练习等（如仰卧起坐、瑜伽等），适当延长运动间隔，降低运动强度。

减少视屏时间：信息化时代，学龄儿童接触手机、电脑的时间越来越长，可能造成视力下降、睡眠紊乱等问题。让学龄儿童了解久坐不动和长时间视屏带来的危害，提醒他们每坐 1 小时，就要进行身体活动；不在卧室摆放电视、电脑，使用手机、电脑和看电视的时间每天不超过 2 小时，越少越好；保证充足的睡眠时间，小学生每天睡 10 个小时、初中生每天睡 9 小时、高中生每天睡 8 小时。

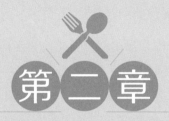

第二章

学龄儿童营养与食品安全健康教育

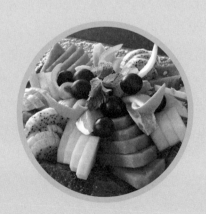

第一节　概　述

（一）健康教育概述

　　健康是促进人们全面发展的必然要求，是经济社会发展的基础条件，是实现国民健康长寿、国家富强、民族振兴的重要标志，也是全国各族人民的共同愿望。为实现这一宏大目标，《"健康中国 2030"规划纲要》中指出要"加强健康教育"。健康教育是指通过有计划、有组织、有评价的社会和教育活动，促使人们自觉地采纳有益健康的行为和生活方式，消除或减轻影响健康的危险因素，以达到预防疾病、促进健康和提高生活质量的目的。健康教育的核心是通过传播科学、正确的信息和行为干预等方式来帮助人们改变不良行为，形成有益于健康的行为和生活方式，降低或消除影响健康的危险因素，从而预防疾病的发生，促进健康水平的提升，提高生活质量。健康教育的着眼点是促进个人或群体改变不良的行为与生活方式，但是行为的改变以知识、信念、健康观的改变为基础，因此首先要使个体或群体掌握卫生保健知识，提高认知水平和技能，建立起追求健康的理念，并为此自觉自愿地改善自己的行为与生活方式。

　　饮食习惯等个人行为与生活方式因素是影响人们健康的基本因素。研究表明，人类所患疾病中 45% 与个人行为和生活方式有关，而死亡的因素中有 60% 与个人与生活方式有关。在美国，不健康的个人行为与生活方式占总死因的 48.9%，在我国占 37.3%。有效的健康教育与健康促进措施则可以使大多数个人行为与生活方式向有利于健康的方向转变。"食育"就是良好饮食习惯的培养教育，是健康教育的一方面。学校开展食育工作在目前的形势下迫在眉睫。

　　缺乏营养相关知识是目前我国居民营养问题的重要原因之一，普及营养知识成为首要的解决办法。《"健康中国 2030"规划纲要》中指出"建立健全健康促进与教育体系，提高健康教育服务能力，从小抓起，普及健康科学知识，培育良好的生活习惯；将健康教育纳入国民教育体系，把健康教育作为所有教育阶段素质教育的重要内容，以中小学为重点，建立学校健康教育推进机制"。2017 年，国务院正式印发《国民营养计划（2017—2030 年）》，提出了"普及营养健康知识，推动营养健康科普宣教活动常态化"，这体现了营养与食品安全相关健康教育的施行对保障健康的意义。

学龄儿童是世界的未来和希望。我国目前约有 2 亿中小学生，他们身心快速发育和群体生活的特点，决定了学龄儿童是健康教育的最佳目标人群。中外学者一致认为健康教育应从小抓起。2017 年 2 月 28 日，"健康中国人"系列圆桌论坛之"健康中国·营养先行"专场的与会专家一致认为，从小养成的饮食习惯决定了今后的饮食行为，健康的生活方式必须从娃娃抓起。因此，在幼儿园和中小学中进行营养相关健康教育时机最佳、效果最好。

此外，学龄儿童在家庭中占有一定地位，他们可以把在学校接受的健康教育知识、技能和健康行为带回家庭、带到社会，从而影响家庭和社会的行为方式，有助于形成健康的社会风尚。2008 年教育部颁布的《中小学健康教育指导纲要》指出，"学校健康教育是学校教育的一部分"，学校开展健康教育不但有必要，而且是最理想的场所，为健康教育保质保量地开展提供保障，是国家健康教育的重要途径。

（二）健康教育的方法

《"健康中国 2030"规划纲要》中指出"以中小学为重点，建立学校健康教育推进机制。构建相关学科教学与教育活动相结合、课堂教育与课外实践相结合、经常性宣传教育与集中式宣传教育相结合的健康教育模式。培养健康教育师资，将健康教育纳入体育教师职前教育和职后培训内容。全面普及膳食营养知识，引导居民形成科学的膳食习惯"。

学校食育工作应结合我国国情和儿童、青少年学生的特点，需要注意以下几个方面：

（1）教育形式应生动活泼，能够激发学生学习兴趣，采取学龄儿童喜闻乐见的教育方法，理论与实践活动相结合、课堂与课外现场教学结合、健康教育课程与其他课程结合、集体教学与个体辅导相结合等。

（2）应重点突出，不必面面俱到。

（3）传授的知识必须有科学依据，且切合实际；不能为了达到教育目标而有意夸大事实。

（4）必须有明确的近期目标（如教育目标、知识掌握程度）及远期目标（如行为目标和健康目标）。

健康教育具有对象明确、双向传播、注重反馈和行为改变效果等特点，因此在设计健康教育活动的过程时首先要了解被教育对象，明确他们需要学什么、对什么感兴趣。健康教育形式可以根据学生的认知能力和学习兴趣实现多种多样，如健康教育课、在线互动课程、讲座、健康咨询、小组活动、现场教学、个别劝导等形式；教学方法有教师或者学生讲述、分组讨论、案例分析、示范演示、头脑风暴、角色扮演等；教学媒介可以采用教材、课外读物、图片、海报、视频、食物模型、烹饪材料等。

食育教学过程中要注意被教育对象的反馈，及时调整教学方式、方法与媒介，更新教学过程设计，从而更好地实施健康教育。在每一个教学活动结束后，应有教学效果评价，可采用问卷调查、行为观察、自我评估、家长访谈等对学生的知识掌握情况、健康理念和意识的树立情况、健康行为的养成情况及身体健康情况进行评价。这些反馈与健康教育评价对于完善教学方案有着重要的作用，并能客观地评价教育效果，为学校健康教育工作的提高提供基础数据。

《中小学健康教育规范》（GB/T 18206—2011）依照学龄儿童的认知接受程度、心理发育水平及生长发育状况将中小学阶段营养与食品安全相关教育内容分配到 5 级水平中，同时确定了各级水平的目标与基本内容（见表 2-1），这为学校开展营养与食品安全健康教育的内容和知识分层提供了依据。

表 2-1　中小学生营养与食品安全相关健康教育水平、目标及基本内容

水　平	目　标	基　本　内　容
水平 1 （小学 1～ 2 年级）	知道偏食、挑食对健康的影响，养成良好的饮食习惯。	（1）饮水卫生：注意饮水卫生，适量饮水有益，健康合理。 （2）合理营养：吃好早餐，一日三餐有规律；了解偏食、挑食危害健康，了解喝牛奶、经常食用豆类及豆制品有利于生长发育，有益于健康。

（续表）

水 平	目 标	基 本 内 容
水平2 （小学3～ 4年级）	了解食品安全基本知识，初步树立食品安全意识，了解营养不良等疾病的基本知识及预防方法。	饮食（饮水）卫生：不吃不洁、腐败变质、超过保质期的食品；饭菜要做熟，生吃蔬菜水果要洗净；认识人体所需的营养素。
水平3 （小学5～ 6年级）	了解健康的含义与健康的生活方式，初步形成健康意识；了解营养对促进儿童、青少年生长发育的意义，树立正确的营养观；了解食品安全知识，养成良好的饮食卫生习惯；了解常见地方病（如碘缺乏病）。	（1）健康生活方式：了解健康生活方式主要包括合理膳食、适量运动、戒烟限酒、心理平衡4个方面，健康的生活方式有利于健康。 （2）饮食（饮水）卫生：购买包装食品应注意查看生产日期、保质期、包装有无胀包或破损，不购买无证摊贩食品；了解容易引起食物中毒的常见食品（发芽土豆、不熟扁豆和豆浆、毒蘑菇、新鲜黄花菜、河豚等）；不采摘和食用野果、野菜。 （3）合理营养：膳食应以谷类为主，多吃蔬菜、水果和薯类，注意荤素搭配；日常生活饮食应适度，不暴饮暴食，不盲目节食，适量吃零食。 （4）碘缺乏病及其他地方病的预防：认识碘缺乏病对人体健康的危害；食用碘盐可以预防碘缺乏病。
水平4 （初中阶段）	进一步了解平衡膳食、合理营养的意义，养成科学、营养的饮食习惯；了解预防食物中毒的基本知识。	（1）饮食（饮水）卫生：了解食物中毒的常见原因（细菌性、化学性、有毒动植物等），避免发生食物中毒；发现病死禽畜要报告，不吃病死禽畜肉；适宜保存食品，腐败变质食品会引起食物中毒。 （2）合理营养：学会膳食平衡；平衡膳食有利于促进健康；认识青春期需要补充充足的营养素，保证生长发育的需要。
水平5 （高中阶段）	了解中国居民膳食指南，了解常见食物的选购知识。	（1）饮食卫生：了解食品选购的基本知识，注意饮食卫生。 （2）合理营养：了解《中国居民膳食指南》，合理营养。

　　学校健康教育必须有家庭、社会和政府的配合才能更加有效。学生在学校获得的健康知识和技能需要在家庭和社会中实践、保持和巩固。美

国健康教育学家劳伦斯 W. 格林（Lawrence W. Green）指出，"健康促进是指一切能促使行为和生活条件向有益于健康改变的教育与环境支持的综合体"。其中，环境包括社会的、政治的、经济的和自然的环境，支持即政策、立法、财政、组织、社会开发等各个系统。世界卫生组织（WHO）指出"健康促进是指个人与其家庭、社区和国家一起采取措施，鼓励健康的行为，增强人们改进和处理自身健康问题的能力"。健康促进的基本内涵包含了个人和群体行为改变，以及政府行为（社会环境）改变两个方面，并重视发挥个人、家庭、社会的健康潜能。这说明仅靠学校力量是难以做好食育工作的，还需要政府、各相关职能机构和学生家庭的共同努力。科普宣教很重要，不仅学校要加强对孩子的营养知识宣传，父母作为孩子的引导者，更应该有所把握。因此，正确生活方式的改善，应该由社会及政府共同努力，给大众营造出一个健康的氛围。

第二节　学龄儿童营养健康教育活动形式、策划

（一）认识营养素对健康的作用

人类的生存离不开营养素，因为营养素能够为我们构建机体组织、维护生理功能和供给能量。目前已证实人类必需的营养素多达 40 余种，而人类可以通过食物来获取这些营养素。为了让学生们认识到食物的重要性，并且更合理地摄入食物，首先要让他们认识到营养素对健康的作用。为此，学校可开展相关知识教学活动，更好地帮助学生认识营养素。（见表 2-2）

表 2-2　认识营养素对健康的作用教学设计

教学目标	知识与技能：（1）知道营养素对健康的作用（即生理功能）、缺乏导致的危害及各种营养素的良好食物来源。 （2）会因地制宜地选择补充含有某种营养素的食物。 情感与态度：（1）认识到食物对健康的重要性，树立食物多样化的理念。 （2）学以致用，能用所学的知识指导生活实践。

（续表）

	教学环节设计	教 学 活 动
教学过程	一、引入 通过新闻视频引入案例，增加学生的关注度。通过图表展示，说明盲目节食影响身体健康，需要引起学生们重视。	（1）多媒体展示新闻视频：中学生小红为了减肥盲目节食，导致身体健康每况愈下。 （2）问题：是什么原因导致小红身体健康情况越来越差？你能从中发现一个什么道理？ （3）学生分组讨论并回答。
	二、营养素的定义、种类及其对健康的作用（即生理功能） 通过新颖的测试方式，如小组共同完成一份答卷、“连连看”等形式增加学生的兴趣、降低难度，开展小组测试活动并进行测试后的组间评比，可以更好地提高学生的参与度，同时锻炼学生的团队合作能力与合作习惯。	（1）多媒体展示：营养素定义、种类。 （2）“连连看”：将事先准备好的营养素和其生理功能（生理功能务求简明扼要）用“连连看”的形式进行对应。或采用小考卷的形式，让每一组做一张考卷即可，然后小组间评比哪个组答得最准确。 （3）教师组织学生进行答案揭晓。 （4）提问：小红同学的身体为何会出现这些健康问题？ （5）学生小组讨论，教师引导回答。
	三、营养素的良好食物来源 采用多种方式展现学生获得的知识，可以更好地让学生巩固所学知识。	（1）“连连看”：营养素的良好食物来源。 （2）教师讲解并作小组间评比，看哪个组做得最好。 （3）学生分组总结，并以海报形式进行各种营养素良好食物来源的展示。
	四、总结和知识分享 锻炼学生归纳总结能力。 让学生回家给家长讲解当天所学知识，学以致用，以更好地巩固所学知识内容，提升健康意识，增加学生对家庭健康生活的关注度。	（1）教师或者学生代表对本次课的内容进行总结发言。 （2）请学生举例说出最感兴趣的两种营养素，并说明原因。 （3）学生回答提问。 （4）请将所学的至少两种营养素的知识讲给家人听，通过运用科学知识让自己每天都吃好。

（二）怎样做到合理膳食

食物为我们提供维持生命的营养素。各类食物各有其营养优势，没有好坏之分，但如何选择食物来搭配膳食和如何去吃，却隐含着许多科学道理。合理膳食能使我们身体健康，让我们远离各种与营养相关的慢性病。目前，很多学龄儿童的饮食不够健康合理，从而引起肥胖或营养素缺乏病，并且给成年后患各种慢性疾病埋下隐患。因此，学龄儿童必须要从小学会合理膳食。合理膳食的教学设计见表 2-3。

表 2-3　合理膳食教学设计

<table>
<tr><td rowspan="2">教学目标</td><td colspan="2">知识与技能：（1）知道合理膳食的定义和如何做到合理膳食。
　　　　　　（2）会因地制宜，合理选择食物，养成良好的饮食习惯。</td></tr>
<tr><td colspan="2">情感与态度：（1）充分认识饮食对健康的影响，从小树立合理膳食的理念。
　　　　　　（2）学以致用，能用所学的知识指导自己或家庭成员合理安排饮食。</td></tr>
<tr><td rowspan="4">教学过程</td><td>教学环节设计</td><td>教　学　活　动</td></tr>
<tr><td>一、引入
　　通过新闻视频引入案例，体现出现这个问题的广泛性和严重性，引起学生的重视。合理膳食的教学内容较多，因此可以分为两次课来完成，两次课间可以留给学生做作业，让学生更好地理解上课的内容，引起家长的注意，家校共同努力，为良好饮食习惯的培养创造良好环境。</td><td>（1）多媒体展示新闻报道：《中国居民营养与慢性病状况报告（2020 年）》。
（2）问题：我国居民目前的营养问题有哪些？
（3）学生分组讨论并回答。
（4）教师讲解或者视频播放（播放视频时教师要适当暂停，并根据内容进行分段说明，以免学生无法接受大量的信息）；解决当前我国居民的营养问题的方法——合理膳食；合理膳食定义及基本要求。
（5）布置作业：分组完成如何做到合理膳食的每一条要求，并以小报的形式展示。</td></tr>
<tr><td>二、怎样做到合理膳食
　　培养将感性认识提升为理性知识的归纳总结能力。通过分类的小组活动，如小组代表发言、小组间评价，提高学生参与度。</td><td>（1）小组代表展示讲解如何做到合理膳食，教师及时进行点评。
（2）教师结合每个组的成果（要注意内容是否正确）总结如何做到合理膳食。</td></tr>
<tr><td>三、总结
　　采用多种方式展现学生获得的知识，可以更好地让学生巩固所学知识，锻炼学生的归纳总结能力。</td><td>（1）组织学生将符合要求的小报贴在教室后面的展示墙上，形成合理膳食的行动指南。
（2）评比出做得最好的小组并予以奖励。
（3）让每个学生书写如何做到合理膳食。
（4）请将今天所学的知识回家讲给家里人听，让家人吃得更加健康。</td></tr>
</table>

（三）揭示营养标签的奥秘

随着食品加工业的飞速发展，预包装食品为居民的饮食生活提供了极大的方便，这类食品种类繁多，营养特点各不相同，有些热量、糖、盐和油脂含量高的食品因颜色鲜艳，口味诱人而深受学龄儿童的喜爱，却对健康造成不良影响。其实，如果能够读懂预包装食品的外包装上的营养标签，就能很好地避免这些"垃圾"（即高热量、高糖、高盐、高脂肪）食品，合理选择预包装食品。学校可以开展教授学生认识食品营养标签的教学活动，其教学设计见表2-4。

表2-4　揭示营养标签的奥秘教学设计

教学目标	知识与技能：（1）知道营养标签中各个项目的含义。 （2）会根据营养标签合理选择预包装食品。 情感与态度：（1）充分认识"垃圾"食品对健康的危害，树立健康饮食的理念。 （2）学以致用，能用所学的知识指导自己或家庭成员合理选择预包装食品。	
教学过程	**教学环节设计**	**教学活动**
	一、导入 　　学生根据前面所学内容分组制作小报并评比，不但能增强积极性，还能总结概括知识，同时锻炼自身表达能力。	（1）教师讲授或多媒体展示：认识营养标签（若播放视频，需教师根据视频中的内容分段讲解）。 （2）小组活动：制作讲解营养标签的小报；教师巡回指导。 （3）挑选出好的小报贴在教室后面的展示墙上。
	二、小小标签识真相 　　采用超市现场教学是一种非常好的实践教学方法，学生身临其境地沉浸在食品的海洋中，可以更好地激发他们学习、探索的兴趣。通过分类小组活动，如小组代表发言、小组间评价，提高学生参与度。	（1）教师带领学生去学校附近的超市，或布置课后作业，让家长带领学生去超市。学生以小组为单位去超市挑选自己认为的"垃圾"或者"健康"的预包装食品，并拍照（尤其要拍下营养标签）。 （2）学生将拍摄的材料制作成PPT，分组讲解所选的食品为何是"好"食品或是"坏"食品。
	三、总结 　　采用多种方式展现学生获得的知识，可以更好地让学生巩固	（1）教师在每组讲解后立即进行有针对性的点评，帮助学生纠正和巩固所接受的信息。

（续表）

	教学环节设计	教学活动
	所学知识，锻炼学生的归纳总结能力。	（2）将典型的"垃圾"食品和健康食品的照片打印后贴到展示墙上，保留一段时间，供学生反复观摩思考。 （3）请将所学的知识讲给家人听，让家人学会选择健康的预包装食品。

第三节　学龄儿童食品安全健康教育活动形式、策划

（一）如何避免食品中可能存在有害物质的危害

　　健康的人一生需要从自然界中摄取大约 60 t 的食物和水。人体一方面从这些食物中获取身体所必需的各种营养素，以满足生长发育和生理功能的需要，另一方面又必须防止其中的有害物质对身体造成损害。食品安全是指食品无毒、无害，符合应有的营养要求，对人体健康不造成任何急性、亚急性或者慢性危害。因此，在选择食物时首先应将食品安全放在第一位。食物在种植、养殖、生产、加工、运输和储存等各个环节都有可能被有害物质所污染。食物中常见的有害物质有致病微生物、天然毒素、寄生虫和有毒化学物等，因此，更应当使学生牢固树立食品安全的观念，学习和掌握保证食品安全的有关知识和措施。学校可以开展教授学生认识食品中可能存在的有害物质的教学活动。（见表 2-5）

表 2-5　如何避免食品中可能存在有害物质的危害教学设计

教学目标	知识与技能：（1）知道食品可能存在哪些有害物质以及在什么情况下可能会存在。 （2）能够辨识出可能不安全的食物。 情感与态度：（1）认识到安全食物对健康的重要性，从小树立关注健康、珍惜生命的理念。 （2）增强食品安全意识，能用所学的知识指导生活行为。

	教学环节设计	教学活动
教学过程	一、引入　　　　　首先发放关于食品中可能存在的有害物质的学习资料，让学生先作为科普读物阅读，并结合学习语文课文的方法标注出自己认为是重点的内容。　　在年级大会等集体参加的场合讲解食品安全的相关概念、食物中可能存在的有害物质，以及在什么情况、条件、场合下食品可能是不安全的，再由各班级开展该主题后继的教育活动，以节省健康教育的人力和时间。　　通过食品安全新闻案例，更好地吸引学生的关注度，引起兴趣。	（1）学校健康教育相关部门共同制作食品安全（相关概念、食物中的有害物质、食品腐败变质及其预防措施等）科普材料，并在开学时发放，供学生阅读。（2）展示新闻视频：重大的食品安全事件新闻。（3）教师讲解：食品安全相关概念、意义；食物中的有害物质、食品腐败变质及其预防措施。（4）各班级教师带领学生学习：学生分组完成不同的内容（如食品中可能存在的有害物质有哪些；如何识别可能含有害物质的食物；如何防止食品腐败变质；食物为什么会发生腐败变质；如何保存食物，等等），并制作小报进行展示（也可先小组课堂讨论，再回家在家长的帮助下完成小报或者PPT）。
	二、确保食品安全的相关知识交流　　让学生结合生活经验将感性认识提升为理性知识。通过分类的小组活动，小组代表发言、小组间评价，提高学生参与度。	（1）各小组PPT讲解展示：介绍食物安全相关的知识和技能（教师根据学生讲解及时点评和总结）。（2）食品安全达人评选：评选谁的食品安全相关知识讲解得最好。
	三、总结　　锻炼学生归纳总结能力。	（1）教师带领学生共同总结保障生活中食品安全的措施，学生写出总结并上交与展示。（2）按照学生上交的材料汇总形成"如何保障生活中的食品安全"的墙报。

（二）如何预防食物中毒

食物中毒是指摄入含有生物性或化学性有毒有害物质的食品，或把有毒有害物质当作食品摄入后，所出现的非传染性的急性、亚急性疾病，是最常见的食源性疾病。食物中毒不仅危害个人的身体健康，还会给国家造成经济损失。因此，需要加强学生如何预防食物中毒的教育。（见表2-6）

表 2-6　如何预防食物中毒教学设计

教学目标	知识与技能：（1）知道食物中毒的含义、分类和应急处理方法。 （2）掌握食物中毒的预防方法。 情感与态度：（1）认识到生命的脆弱，树立从小关注健康、珍惜生命的理念。 （2）增强食品安全意识，能用所学的知识指导生活实践。	
	教学环节设计	**教学活动**
教学过程	一、引入 　　通过新闻视频引入案例，提高学生的关注度。通过图表展示，说明食物中毒现象一直存在，需要引起学生们重视。	（1）多媒体展示新闻视频：某地一起食物中毒事件，导致 30 人进医院治疗，1 人死亡。 （2）展示数据：2005 年至 2018 年全国食物中毒发生情况曲线图。 （3）问题：新闻播报的主要内容是什么？从曲线图中能获得哪些信息？ （4）学生分组讨论并回答。
	二、食物中毒的定义、危害及分类 　　让学生结合生活经验，培养将感性认识提升为理性知识的归纳总结能力。 　　通过分类的小组活动，如小组代表发言、小组间评价，提高学生参与度。	（1）多媒体展示：食物中毒的症状。 （2）提问：食物中毒有哪些特征？ （3）多媒体展示：通过不同案例（有图片、视频等呈现）学习食物中毒种类。 （4）提问：这是哪一种食物中毒？中毒的原因是什么？
	三、食物中毒的处理 　　采用多种方式展现学生获得的知识，可以更好地让学生巩固所学知识。	（1）观看视频：《食物中毒的应急处理》。 （2）提问：若发生食物中毒，该如何处理？ （3）学生分组讨论并回答或将讨论结果以海报形式进行交流。
	四、食物中毒的预防 　　学以致用，让学生学会做健康生活的主人，提升学生健康意识和对家庭健康生活的关注度。	（1）观看视频：食物中毒的预防措施。 （2）提问：为了预防食物中毒，家中有哪些需要改善的地方？改善的方法是什么？ （3）让学生即兴表演小品：食物中毒的预防。
	五、总结 　　锻炼学生归纳总结能力。	教师或者学生代表对本次课的内容进行总结发言。

（三）如何选购安全食物

民以食为天。安全的食品是老百姓安居乐业的重要保障，但食品中可能因为各种原因被混入污染物，食物放置时间过长就会引起变质而产生各种有害物质，食品行业中某些不法商贩唯利是图，掺假制假，等等。因此，如何选购安全食物是学龄儿童的必修课。（见表 2-7）

表 2-7 如何选购安全食物教学设计

教学目标	知识与技能：（1）知道什么是安全的食品、选购安全食品的方法。 （2）能够根据具体情况选购安全食品。 情感与态度：（1）认识到安全食物对健康的重要性，从小树立关注健康、珍惜生命的理念。 （2）增强食品安全意识，能用所学的知识指导生活行为。	
教学过程	教学环节设计	教学活动
	一、引入 　　首先在年级大会等集体参加的场合讲解如何选购安全食品，再由各班级开展该主题后续的教育活动。通过食品造假制假新闻案例，吸引学生的关注度。学生与家长共同完成食物选购过程，同时引起家长的重视，创造良好的环境，以培养学生的食品安全意识和辨别安全食品技能。	（1）展示新闻视频：骇人听闻的血豆腐、腐竹、火锅底料的制假造假及其对健康造成危害的新闻。 （2）播放视频或者学校保健教师讲解如何选购安全食物。 （3）回到教室后各班级教师布置作业：学生分组（可以按照不同的选购方法或者同一种选购方法进行不同种类食物的选购）完成安全食品的选购活动，并制作选购过程的 PPT。
	二、安全食品选购经验交流 　　让学生结合生活经验将感性认识提升为理性知识。通过分类的小组活动，如小组代表发言、小组间评价，提高学生参与度。	（1）各小组 PPT 讲解展示：如何选购安全食物（教师根据学生讲解及时点评和总结）。 （2）食品安全达人评选：评选谁的食品安全选购做得最好。
	三、总结 　　锻炼学生归纳总结能力。	（1）教师带领学生共同总结安全食品的选购方法，学生写出总结并上交展示。 （2）按照学生上交的材料汇总形成"安全食品选购"的墙报。

参考文献

[1] 郑振佺、王宏，健康教育学［M］.2 版 . 北京：科学出版社，2016.
[2] 中国营养学会，中国居民膳食指南（2007）［M］. 拉萨：西藏人民出版社，2013.

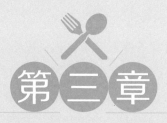

第三章

学校营养午餐和
家庭健康用餐

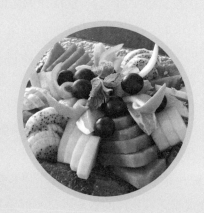

第一节 概 述

学校营养午餐是指以保证学生生长发育和健康为目的，根据平衡膳食的要求，在严格卫生消毒条件下向学生提供安全卫生、符合营养标准的，色、香、味俱佳的配餐。学校营养午餐中提供给学生的能量和各种营养素应达到一天推荐供给量的 40%。实行学校营养午餐可以保证中小学生均衡、全面的营养供给，改善他们的营养状况。老师可以利用就餐时间给学生介绍营养知识，这样一来学生不仅在就餐过程中得到了营养，还可以增加营养知识，纠正挑食、偏食等不健康的饮食行为，培养良好的饮食和卫生习惯。学生一起就餐还可以锻炼生活自理能力，培养集体主义感和服务精神。

1. 国外学校营养午餐

（1）日本学校营养午餐。

日本是世界上推行学校营养午餐最深入、最完善的国家。早在 1954 年，日本就颁布了《学校营养午餐法》，从法律的角度明确提出在国内中小学校中建立营养配餐中心，配备专业营养师，在全国范围内推行学校营养午餐计划。营养师负责学校午餐食谱的调制和实施，兼顾营养平衡和各地区饮食习惯，并对学生进行营养教育与营养指导。学校营养师会提前一个月发放食谱，让孩子交给家长，以便家中的食谱与学校的食谱不发生冲突。还会邀请家长品尝，让家长充分了解孩子在校就餐情况。

日本政府对学校食堂食品安全管理有严格规定，曾专门制定《学校给食卫生管理标准》，对营养午餐卫生管理的各个环节提出了明确且具有操作性的要求。学校食堂或送餐公司的管理者，不但要具备执业资质，同时要有实际的食品加工业务经验。学校餐具每天由高温洗碗机清洗消毒，学校只提供熟食和热食，午餐中的蔬菜都经过加热处理，以保证食品卫生安全，且每顿午餐都要留样、编号、注明日期。校医每三个月要对配餐中心和配餐室的卫生状况抽查一次；当地卫生保健机构每年要到配餐中心及配餐室进行 2～3 次卫生检查。

日本学校营养午餐的所有开支分为三个部分：家长支付总经费的51.6%，地方政府与团体出资承担39.5%，剩下的部分由国家政府补助。同时，政府还为少数贫困生提供免费的学校午餐。

日本也是最早推广食育理念的国家。明治维新时期，日本著名医生石冢左玄出版了《通俗养生法》，他指出："今日有学童之人应认识到德育、智育、体育全在于食育。"2005年，日本制定并实施《食育基本法》，其中强调："对于培育孩子的丰富人性、掌握生存能力来说，最重要的是'食'，'食育'应被置于首位。"

日本的学校将营养午餐作为学生整体教育的一个重要环节，与饮食观念、膳食营养知识、饮食卫生安全和饮食文化等关于营养学、人生观的教育联系在一起。午餐时间，班主任与学生在教室一起就餐，观察学生的饮食习惯，对学生进行针对性的营养指导；在课堂上，老师和学生一起学习生物、营养学等方面的知识，并亲自动手在生活中实践；部分学校在附近农村建立了水稻基地，让学生参观和学习水稻生产过程，加深对农民辛勤劳动的理解，更加懂得"盘中餐"的来之不易，通过亲身实践树立正确的价值观。

（2）印度："中央厨房"成功的模式。

1982年，印度泰米尔纳德邦率先决定，将所有公立小学的学生纳入"免费午餐计划"。1995年，印度政府正式开始"小学教育营养支持全国"项目，政府每天为小学生提供100克的大米或小麦，同时向粮食的运输管理发放补贴，各邦政府负责提供午餐的其他原料、人工和设备。

2000年，印度卡纳塔克邦的一个民间团体（简称APF）参与"全国小学教育营养"项目。他们接受了中央政府分发的谷物，在全国推广做好午餐再配送到学校；他们建设了"中央厨房"，厨房的配菜单由印度营养研究所制订，保证卫生状况符合国际食品卫生标准。通常，午餐都是传统的印度食品，如薄饼、米饭、咖喱、蔬菜、牛奶等，还包含豆类、蔬菜和水果。

"中央厨房"的模式获得了空前成功，该模式被广泛采用。APF基金会发言人称："我们还在改进机器，提高效率，希望在2050年，能让500

万个孩子吃上营养健康的午餐。"

（3）澳大利亚：推动"厨房菜园食农计划"。

"厨房菜园食农计划"由澳大利亚美食作家、著名厨师斯蒂芬妮·亚历山大（Stephanie Alexander）推出，目的是改变孩子对食物的思考方式，让他们自觉选择健康午餐和保持营养饮食的习惯。澳大利亚政府支持"厨房菜园食农计划"。斯蒂芬妮·亚历山大成立了以自己名字命名的基金会，通过基金会来资助澳大利亚的各所小学，把农场、果园和厨房都搬进了校园里，不仅教孩子如何种植、采收、制作和分享新鲜、有营养的食物，还在潜移默化中改变孩子对食物的想法，让他们爱上健康的美味蔬果。位于堪培拉的玛如娜小学是基金会计划的实验学校，该校将农场分为两个区域，一边是市场花园，里面种植的农作物被孩子收割后，会拿到市场上去卖；另一部分是家庭花园，孩子们按照自己的想法，种植他们喜欢的蔬菜和水果，这也是孩子们午餐的来源。在农场里，教师让孩子们在种植的过程中学习词汇、数学、科学知识；回到课堂后，用种植蔬菜的例子来演示，在烹饪课上，孩子们每学期需学会做一道菜。烹饪课教师利尔说："孩子们认识蔬果、知道它们的用途后，在学校吃午饭时，会做出更合理的选择。就像基金会的理念一样，我们并不能强制孩子吃什么，但我们可以教会他们如何吃得更健康。"

2. 我国学校营养午餐

和世界发达国家相比，我国学生营养午餐工作起步较晚，发展较缓慢。杭州市是我国最早开展学生午餐的城市，目前该市有128所需要学生在校就餐的小学，其中98%已实现在校就餐；中学也大都有自己的校办食堂，另外还建立了3个学生营养午餐配餐中心。杭州市在学校午餐中取得的经验，被逐步推广到全国其他城市，上海、北京、广州、重庆、成都、沈阳、长春、石家庄、深圳、蚌埠等市相继开展了学校营养午餐工作。1999年，北京市政府将推广学生营养午餐纳入60件实事之一，达到了供应10万份午餐的目标。

2011年，中国民间发起的"免费午餐"公益活动引起了全国对农村地区义务教育阶段学生吃饭和营养问题的关注。同年10月，国务院决定启动农村义务教育学生营养改善计划，教育部等 15 个部委印发《农村义务教育学生营养改善计划实施细则》等 5 个配套文件，确保学生营养餐计划的有效实施。

为了加强对学生营养午餐营养质量和卫生的管理，1996 年卫生部发布了《学生集体用餐卫生监督办法》，1999 年发布了《学生营养餐生产企业卫生规范》（ WS 103—1999 ），1998 年发布了《学生营养午餐营养供给量》（ WS/T 100—1998 ），2017 年发布了《学生餐营养指南》（ WS/T 554—2017 ）。

第二节　学校营养午餐的制定与管理

（一）学校营养午餐食谱的制定原则

（1）学生营养配餐以中国营养学会发布的《中国居民膳食营养素参考摄入量（2013 版）》为标准，结合国家卫生健康委员会发布的《学生餐营养指南》（ WS/T 554—2017 ）而具体制订。

（2）根据学生年龄、性别和体力活动水平参考《中国居民膳食营养素参考摄入量（2013 版）》计算出每人每日通过膳食摄入的蛋白质、脂肪和碳水化合物的量以及所提供能量占总能量的比例。在均衡膳食中，蛋白质、脂肪和碳水化合物所提供能量应分别占总能量的 12% ～ 14%、25% ～ 30%、55% ～ 65%。

（3）根据三餐比例：早餐、午餐、晚餐提供的能量和营养素应分别占全天总量的 25% ～ 30%、35% ～ 40%、30% ～ 35%，确定午餐的能量和营养素需要量。

（4）根据各种食物所含能量和营养素的不同，以及不同年龄学生所需能量和营养素的多少，确定营养午餐每一类食物的量。（见表 3-1）

（5）确定各类食物中具体食物及其数量。在选择食物时，要注意膳食中容易缺乏的某些营养素，如维生素 A、维生素 B_1、维生素 B_2 及钙等。

（6）结合中小学生的饮食习惯，并考虑季节、地区特点，制订营养午餐食谱。

表 3-1　学生午餐各类食物含量（克）

	食物种类	6～8 岁	9～11 岁	12～14 岁	15～17 岁
谷薯类	谷薯类	100～120	120～140	140～160	140～160
蔬菜水果类	蔬菜类	120～140	140～160	160～180	180～200
	水果类	60～80	80～100	100～120	120～140
鱼禽肉蛋类	畜禽肉类	12～16	16～20	20～24	24～28
	鱼虾类	12～16	16～20	20～24	20～24
	蛋类	20	20	30	30
奶、大豆类及坚果	奶及奶制品	80	80	100	100
	大豆类及其制品和坚果	30	35	40	50
植物油		10	10	10	15
盐		2	2	2	2.5

（二）学校营养午餐食谱制订举例

为某小学高年级学生（9～11 岁）制订一份营养午餐食谱。该校共有 9～11 岁的学生 300 名，9 岁、10 岁、11 岁的男、女学生各 50 名，身体健康。具体步骤如下：

（1）从《中国居民膳食营养素参考摄入量（2013 年版）》可知，9 岁、10 岁、11 岁男女学生应平均每日通过膳食摄取的能量和营养素为：能量 1 766 kcal、蛋白质 50 g，脂肪提供的能量占总能量的 25%～30%，碳水化合物提供能量占总能量的 55%～65%。根据午餐能量和营养素供应量应占全天的 40% 左右的原则，营养午餐平均应提供能量 700 kcal，蛋白质 20 g 以上。

（2）一份 700 kcal 营养午餐应有的蛋白质、脂肪和碳水化合物的量为：蛋白质 20 g，其中应包括 14 g 以上的优质蛋白；脂肪 20～23 g，由脂肪提供的能量约为 25%～30%，即 175～210 kcal，每克脂肪可提供能量约 9 kcal，所以脂肪含量应在 20～23 g；碳水化合物 96～113 g，一份营养午餐提供能量 55% ～ 65% 为 385 ～ 455 kcal，所以需要碳水化合物 96 ～ 113 g。

（3）根据不同食物中营养素种类及数量确定各类食物的量：

确定谷薯类的量：根据碳水化合物重量确定谷薯类的量，最普遍的是米饭和馒头，96 ～ 113 g 的碳水化合物可以由 128 ～ 150 g 谷物提供。

根据优质蛋白质的量确定豆类和动物性食物的量。14 g 优质蛋白质可由 88 g 香干或 280 g 内酯豆腐提供，也可由 70 g 瘦牛肉提供。

确定蔬菜、水果的量：根据"中国居民膳食指南及平衡膳食宝塔"和中小学生饮食特点，小学生一份营养午餐应提供 220 ～ 260 g 的蔬菜和水果。

确定烹调油的量：每份营养午餐脂肪含量应控制在 23 g 以下，去除来源于谷薯类、豆类和肉类的脂肪，每份营养午餐植物油供应量约 10 g。

（4）制订食谱（例）。

青椒牛肉丝：青椒 75 g，牛肉 50 g，植物油 4 g，盐 0.5 g，淀粉适量。

炒塌棵菜：塌棵菜 100 g，植物油 5 g，盐 1 g。

番茄豆腐汤：番茄 100 g，内酯豆腐 80 g，植物油 0.5 g，盐适量。

二米饭：大米 110 g，燕麦 15 g。

（5）营养午餐食谱的营养计算与评估：

制订完一份营养午餐食谱后，要对食谱进行营养评估，根据评估结果适量调整各成分的含量，确保能量和蛋白质等营养素达标。虽然保证每餐营养均衡比较困难，但至少在一周内能量和营养素应符合需要量。能量和营养素含量的计算可以通过计算机软件进行。

（三）学校营养午餐的配餐与烹调原则

应根据《中国居民膳食指南（2016）》的要求进行营养配餐。做到食物多样，谷类为主；多配蔬果、奶类、大豆；鱼、禽、蛋、瘦肉适量；少盐、少油，控制糖类；根据儿童青少年身心特点合理搭配食物；注重食品的感官性状，科学烹饪；吃动平衡，健康体重。学校营养午餐供应时间以 11：30 ～ 13：30 为宜。

1. 食物种类多样化

学生午餐所用原料应包括谷薯类、蔬菜水果类、畜禽鱼蛋奶类、大豆坚果、食用油等五类食物。每日学校午餐的食材至少包括 5 类 10 种，主食多样化，主食应为全谷物和杂豆类，宜以部分薯类代替主食，学校午餐中碳水化合物提供的能量应占总能量的 50% 以上。深色蔬菜如深绿色、红色、橙色、紫色等应占 1/2 以上，适量提供菌藻类。常配豆制品，宜配有水果、奶或奶制品。每周都应配制水产类、畜禽肉、蛋类，午餐应安排不少于两种优质动物性蛋白食品。每周提供 1 次动物肝脏，每人每次 20 g～25 g。蛋类可分一日三餐提供，也可集中于某一餐提供。

2. 预防特殊营养素的缺乏

学龄儿童正值身体生长发育期，维生素 A、钙对促进骨骼生长具有特别重要的作用，女生由于月经失血，对铁的需求更多，为此，营养午餐应经常选择铁、钙等矿物质和维生素含量丰富的食物。富含钙的食物有：奶及奶制品、豆类、虾皮、海带、芝麻酱等。富含铁的食物有：动物肝脏、瘦肉、动物血、木耳等；同时搭配富含维生素 C 的食物，如深绿色的新鲜蔬菜和水果。富含维生素 A 的食物有：动物肝脏、海产品、蛋类、深色蔬菜和水果等。如果日常食物提供的营养素不能满足学龄儿童生长发育的需求，可鼓励使用微量营养素强化食物，如强化面粉或大米、强化酱油或强化植物油等。

3. 因地制宜，四季变化

根据中小学生营养健康状况、身体活动水平及饮食行为心理等特点，同时考虑食物季节和市场供应情况，参考供餐标准，合理选择食物原料，编制既符合营养要求又经济适用的学生营养午餐食谱。

4. 控油限盐，合理烹调

蔬菜应先洗后切。烹调以蒸、炖、烩、炒为主；尽量减少煎、炸等致使营养素损失并可能产生有毒有害物质的烹调方式。营养午餐烹调油人均用量不超过 10 g、盐不超过 3 g，不制售冷荤凉菜。

（四）学校营养午餐的管理原则

学生营养午餐相关从业人员应接受合理配餐和食品卫生安全培训。在供餐学校及单位中开展形式多样的营养与健康知识宣传教育，并积极创造条件，配备专职或兼职营养专业人员。

在卫生安全方面，要切实提高学校食品安全保障能力。要认真落实食品安全监管职责，健全完善学校食品安全检查制度，在督促学校自查的基础上，加强日常检查和抽查，排查风险隐患并定期沟通信息，推动学校食品安全检查工作形成常态化、制度化和专业化的工作机制。

在营养指导方面，应配备专（兼）职的营养配餐人员。营养配餐人员应经过专业培训或具有相应的资质。营养配餐人员应根据标准制订每周学生午餐食谱，并利用食物成分表或应用计算机营养软件测算编制的食谱是否符合标准的要求，再根据测算结果进行适当的修改，进一步提升学生午餐供餐品质。营养均衡是学生午餐的必备要素。督促学校按照食品安全管理平台的有关要求及时上传菜谱信息，全面加强对原材料来源、种类和量的管控。要充分考虑青少年、儿童生长发育特点、食物供应季节等因素，不断改善和提升午餐的加工制作工艺。以周为单位，向学生和家长公布学校的营养午餐带量食谱。

在食育工作方面，以营养午餐为载体广泛开展有效的食育工作，提高学生食物认知能力，培养良好的膳食行为。食育工作的具体形式和内容可包括：宣讲食品安全、食材来源、营养、饮食有关传统典故等，安排学生参与食物分配、餐具整理和餐厨垃圾分类等工作，培养他们的责任感和动手能力；提高学生对平衡膳食、合理营养对健康重要性的认识；按统一量分餐的学校，为减少浪费，在每个班级放置洁净的公用器皿，供部分食量较小的学生盛放多余饭菜，并及时调配给确有需要的学生；倡导"光盘"行动，引导学生崇尚勤俭节约、爱惜粮食的美德。

第三节　家庭健康用餐

我们倡导回家吃饭，每个家庭都要有至少一位懂营养与健康的家长，照顾全家的膳食起居，管理全家的健康生活。

（一）走进厨房，参与制作

节假日建议孩子跟随家长去农贸市场或超市，采购新鲜食材，学会识别食材的质量、分量和价格，引导孩子关注食材的卫生和营养。节假日带孩子走进大自然，让孩子懂得粮食和蔬菜要经过播种、除草、施肥，付出艰辛劳动，历时几个月才可能收获。要让他们走进厨房，参与食材摘洗、切配和烹调、装盘，培养基本生活技能，传承优秀饮食文化。烹调过程中，让他们学会掌握食盐、烹调油和调味品的使用；厨房备有厨房秤和刻度杯，利于掌握食物的量，养成记录饮食的习惯，做到精准掌握食材和油盐调味品的使用量，对照中国居民膳食宝塔，定期评估，发现问题及时纠改。

（二）科学进餐，珍惜食物

科学进餐：细嚼慢咽，不挑食，吃八分饱。教会儿童珍惜食物、保护环境，从"光盘行动"做起，不剩饭菜；在外就餐点菜要适量，不铺张浪费。教会他们购买预包装食品时要仔细看食品标签，不仅看生产日期和保质期，也要结合配料、营养成分表选择健康的食物。

第四节　学龄儿童零食选择

零食就是一日三餐之外所吃的所有固体或液体食物（不包括水）。

近年来我国儿童青少年的膳食营养状况有了较大改善，但也存在零食消费过多、缺乏科学指导等问题。我国 2 岁及以上人群零食消费率从 20 世纪 90 年代的 11.2% 上升至近期的 56.7%，零食提供能量占每日总能量的 10% 左右。学龄儿童正处于生长发育的关键时期，也是养成良好饮食习惯的重要阶段，过多或不合理零食消费行为可能增加肥胖及相关慢性病发生的风险。因此，引导儿童青少年树立正确的饮食观和健康观，减少或纠正不良的零食消费行为，有利于儿童青少年从小建立平衡膳食、合理营养的理念，形成良好的饮食习惯，促进其健康成长，终身受益。

2018 年 5 月 19 日，由中国疾病预防控制中心营养与健康所、中国营养学会共同编制的《中国儿童青少年零食指南（2018）》（简称《指南》）在北京发布。

新版《指南》根据年龄段分为三册，分别适用于 2 ～ 5 岁学龄前儿童、6 ～ 12 岁儿童及 13 ～ 17 岁青少年。学龄儿童的零食选择核心推荐如下。

（一）6 ～ 12 岁儿童的零食选择核心推荐

6 ～ 12 岁学龄儿童饮食模式逐渐从学龄前期的三顿正餐、两次加餐向相对固定的一日三餐过渡，正餐食物摄入量有所增加，但由于饮食间隔时间较长，容易产生饥饿感，且由于学龄前饮食习惯的延续，容易产生零食消费需求。因此，针对 6 ～ 12 岁学龄儿童的核心推荐包括：

（1）正餐为主，早餐合理，零食少量。

（2）课间适量加餐，优选水果、奶类和坚果。

（3）少吃高盐、高糖、高脂肪零食。

（4）不喝或少喝含糖饮料，不喝含酒精、含咖啡因饮料。

（5）零食新鲜、营养卫生。

（6）保持口腔清洁，睡前不吃零食。

（二）13 ～ 17 岁青少年的零食选择核心推荐

13 ～ 17 岁青少年正经历着生长发育的第二个高峰期——青春期发育阶段。这一时期的青少年对能量和营养素的需要量大，对食物选择的自主性和独立性更强，容易产生冲动性食物消费，甚至对某些零食产生依赖。因此，针对 13 ～ 17 岁青少年的核心推荐包括：

（1）吃好三餐，避免零食替代。

（2）学习营养知识，合理选择零食，优选水果、奶类和坚果。

（3）少吃高盐、高糖、高脂肪及烟熏油炸零食。

（4）不喝或少喝含糖饮料，不饮酒。

（5）零食新鲜、营养卫生。

（6）保持口腔清洁，睡前不吃零食。

（三）学龄儿童零食选择推荐级别

《中国儿童青少年零食指南（2018）》将零食分为"可经常食用""适当食用""限制食用"3个推荐级别。（见图3-1）

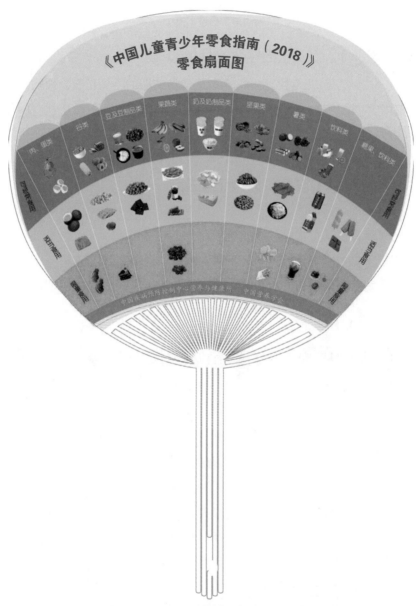

图3-1 《中国儿童青少年零食指南（2018）》零食扇面图

（1）可经常食用的零食：低脂、低盐、低糖类。如水煮蛋、无糖或低糖燕麦片、煮玉米、全麦面包、全麦饼干、豆浆、烤黄豆、香蕉、西红柿、黄瓜、梨、桃、苹果、柑橘、西瓜、葡萄、纯鲜牛奶、纯酸奶、瓜子、大杏仁、松子、榛子以及蒸、煮、烤制的红薯、地瓜、土豆和不加糖的鲜榨橙汁、西瓜汁、芹菜汁等。

（2）适当食用的零食：中等量的脂肪、盐、糖类。如黑巧克力、牛肉片、松花蛋、火腿肠、酱鸭翅、肉脯、卤蛋、鱼片、蛋糕、月饼、怪味蚕豆、卤豆干、海苔片、苹果干、葡萄干、奶酪、奶片、琥珀核桃仁、花生蘸、盐焗腰果、甘薯球、地瓜干以及果汁含量超过30%的果（蔬）饮料如咖啡、山楂饮料、杏仁露、乳酸饮料等，鲜奶冰激凌、水果冰激凌，每周吃1次或2次为宜。

（3）限制食用的零食：高糖、高盐、高脂肪类。如棉花糖、奶糖、糖豆、软糖、水果糖、话梅糖、炸鸡块、炸鸡翅、炸鸡翅根、膨化食品、巧克力派、奶油夹心饼干、方便面、奶油蛋糕、罐头、蜜枣脯、胡萝卜脯、苹果脯、炼乳、炸薯片、可乐、雪糕、冰激凌等。

为了直观体现各种零食是否推荐食用，新版《指南》保留了原有的扇形图，并将扇形图上的零食举例进行了更新，选择了一些更易识别的零食图片。

参考文献

［1］中国营养学会．中国居民膳食指南2016版［M］.北京：人民卫生出版社，2016.

［2］华建娟，宗权.世界各国学生的营养餐［J］.辽宁教育，2018，（22）：85-88.

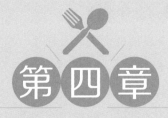

第四章

学龄儿童运动与营养

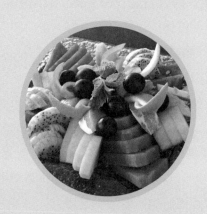

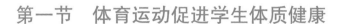

第一节　体育运动促进学生体质健康

（一）体育运动可提高身体机能

体育运动对循环系统发展的影响非常显著，对增强心血管的机能，提高血液循环质量起着积极作用，能改善和增强大脑和中枢神经系统的功能，改变大脑的供血、供氧状况，使人头脑清醒、思维敏捷。大脑皮层的兴奋性增强、综合分析能力增强，使得神经生理过程中的均衡性与灵活性提高。体育运动能促进人体内脏器官构造的改善和功能的提高，特别是使机体的重要脏器——心、肺在构造上发生改变。安静时，心跳频率变慢，肺活量增大，呼吸深度加深，肺通气量增大。体育运动还能增强机体的免疫功能，从而达到防病治病、延年益寿的效果。

（二）体育运动可改善运动系统

经常进行体育锻炼的人新陈代谢旺盛，肌肉中的毛细血管开放数量增多，血流量增大，使机体内血液供应良好，蛋白质等营养物质的吸收与贮存能力增强，肌纤维增粗，肌肉体积增大。因而，肌肉也就变得更加粗壮、结实、发达而有力。另外，由于肌肉结构的变化，酶的活性增强以及神经调节的改进导致机能的提高，表现为肌肉收缩力量大、速度快、弹性好、耐力强。

经常进行体育锻炼可使新陈代谢得到改善，骨骼结构和性能发生变化。表现在骨密质增厚，骨骼变粗，骨小梁的排列根据拉力和压力不同更加整齐而有规律，骨表面肌肉附着的突起增大，等等。体育锻炼不仅可使骨的直径增大，而且可使少年骨长径生长速度加快，对身高的生长有积极促进作用。经常进行体育锻炼的学生比不经常参加锻炼的学生的身高要高一些。

经常进行体育锻炼可增强关节周围的肌肉、韧带的力量和柔韧性，从而加固关节。有目的地进行各关节活动使得柔韧性提高，韧带、肌肉的伸展性得到改善，从而扩大关节运动的幅度。通过体育锻炼，可以增强关节的牢固性，提高关节的柔韧性，减少各种外伤和关节方面的疾病。

（三）体育运动可增强身体素质

体育运动可增强有氧能力、肌肉力量、柔韧素质，提高身体协调能力、反应力，塑造体形。衡量身体素质的指标由柔韧性、耐力、力量组成。体育运动是提高身体素质的重要手段。力量是指机体某部分肌肉的爆发力；柔韧性是指人体关节活动幅度的大小以及韧带、肌腱、肌肉的弹性和伸展能力；耐力是指人体长时间工作或运动时克服疲劳的能力。任何一种机能下降都会影响整体的身体素质。例如：长跑等有氧运动可增强心肺能力，球类等运动可以提高反应能力，眼手、眼腿协调配合能力和身体的灵活性，瑜伽等训练有助于身体柔韧性提高，轮滑溜冰可以锻炼平衡能力。

（四）体育运动可提升自信心

参加体育锻炼的个体在运动过程中由于锻炼的内容、难度、达到的目的、与其他参加锻炼的个体的接触，不可避免地会对自己的行为、形象、能力进行自我评价，而个体主动参加体育锻炼一般都会促进积极自我知觉。中等强度的有氧训练可使有氧素质和应付应激的自我感觉能力有大幅度的提高，并能增加幸福感。自信心是对自己成为胜任者能力的确信。个体参加体育锻炼的内容绝大多数根据自身兴趣、能力等进行选择，他们一般都能很好地胜任锻炼的内容，这有助于增强个体的自信心。

（五）体育运动可增进心理健康

体育运动能建立良好的生活方式，提高人的心理健康水平。适宜的体育活动能直接给人带来愉快和喜悦，并降低紧张和不安，从而调控人的情绪，改善心理健康状况。体育锻炼的情绪效应分为短期效应和长期效应两种。1 次 30 分钟的跑步可以显著地改善紧张、困惑、焦虑、愤怒和抑郁等不良情绪状态。而长期有规律的中等强度的体育锻炼有助于情绪的改善，使心理承受能力增强。

（六）体育运动可培养意志品德

意志品质是指一个人的果断性、坚韧性、自制力以及勇敢顽强和主动独立等精神。体育运动具有强烈的竞争性和对抗性，表现在实现目的，如射门、冲刺、投篮等过程中，往往会受到来自对手、环境、生理、心理等多方面的挑战和阻碍，要战胜这些挑战和阻碍，就需要参加者有坚毅果断、不畏艰难、勇于进取、坚韧不拔的精神品质。在体育比赛中，往往会出现势均力敌、大起大落、裁判不公、观众起哄及混乱冲突等现象，这就要求参加者要善于控制自己的情绪、调节自己的行为，以社会道德规范和运动员行为准则来约束自己，这对培养人的胜不骄、败不馁、奋发进取的精神和沉着、克制的品质有着积极作用，从而培养青少年良好的道德意识、情感和行为。

（七）体育运动可强化竞争意识、创新意识

体育的竞赛与游戏活动需要参与者具有强烈的竞争意识，以及勇于探索、改革创新、积极进取的精神和能力。中学生如能坚持常年不懈地参与这种竞争激烈的活动，会使他们的竞争意识得到不断的发展和提高。同时，参加体育运动可以加强人与人之间的交流合作，增加对社会方方面面的接触和了解，从而利于培养学生处理各种人际关系的技能和技巧，发展他们的社会适应能力。运动中的不断尝试和调整身体活动，如跑、跳、投、走等，使大脑不断接受外来的刺激信息，并做出判断，发出调整指令，使动作更协调。如此反复，便促进了脑细胞的发育，从而促使青少年智力发育和创新精神的培养。

第二节　运动与营养

（一）运动与营养

1. 运动

运动是一种涉及体力和技巧且由一套规则或习惯所约束的行为活动，通常具有竞争性。

2. 营养

营养是人体赖以生存的物质基础，生物从外界食物中摄取养料以维持其生命。

运动与营养是促进健康的两大基本要素，运动与营养相互促进、相互影响、密切相关，所谓合理的营养应与每个个体的生长发育、身体机能需求相适应，运动过程中还应适应个体参加体育锻炼或运动训练的需要，提供足够的能量、维生素、水、无机盐等营养素以补充机体的消耗，促进机体的恢复。因此，在运动中应该重视运动前、运动中、运动后的营养策略与干预措施。

（二）吃、动平衡

能量、营养素供给全面、平衡，才能使身体的各器官发育成熟。学生每日的饮食主要包括碳水化合物、脂肪和蛋白质。这些食物在体内分解产生的热量不同。人体每日的新陈代谢要消耗掉人们摄入食物热量的60%～70%，运动锻炼约占每日能量总消耗的20%～30%，热动力消耗占10%。而运动的能量消耗量取决于锻炼者的体重、锻炼的强度和时间。例如：一个汉堡大约含有300 kcal 的热量，这些热量需要65 kg 体重的人跑步40分钟才可以消耗掉。要消耗同样的热量，运动项目不同，强度小的运动要比强度大的运动需要的时间长（见图4-1）。各种食物所含的热量也不同（见图4-2、图4-3）。

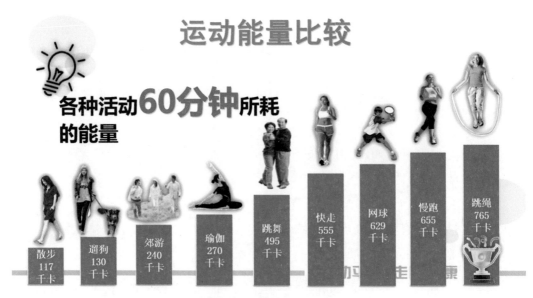

图 4-1 运动与能量消耗

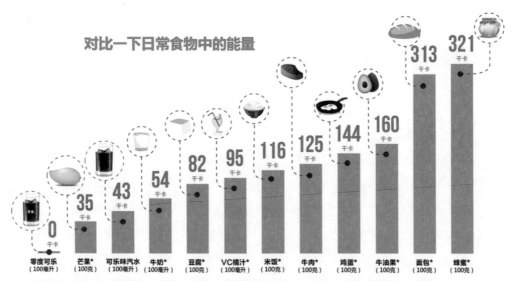

（以上资料来源于食品包装标示与中国疾病预防控制中心营养与健康食品安全发表的《中国食物成分表2009（第二版）》*这些食物还能提供额外的营养素）

图 4-2 饮食与能量消耗

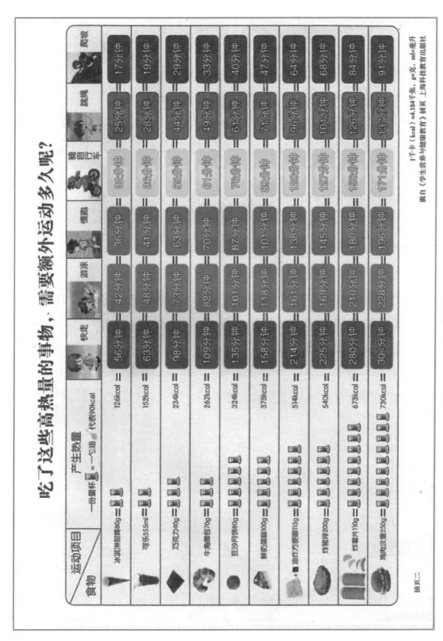

图 4-3 运动、营养与能量消耗

（三）营养对运动的影响

营养是人体赖以生存的物质基础，合理营养对促进生长发育、提高身体机能、增进健康、增强免疫力、预防疾病、延长寿命都具有重要作用。体育运动可引起体内物质的能量代谢过程加强、分解和消耗增加、酸性物质在体内堆积等一系列变化。合理的营养有助于稳定体内环境、调节各器官功能、促进代谢顺利进行，从而也有助于运动能力的提高。参加体育运动的学龄儿童，对能量、维生素和矿物质的需求量会增加。运动要消耗大量的能量，能量的来源主要来自糖类和脂肪。因此，在保证饮食量的基础上，重要的是要提高质量。运动使骨骼和肌肉增强，离不开优质蛋白质和矿物质的供应。根据运动强度、时间和频率的变化，有时需要的能量会高达一个重体力劳动者的水准，所以要提供足量、富含营养的食物。青少年时期是活动量最大的时期，活动量大，能量消耗也大。

运动与营养都是影响人体生长发育和健康水平的重要因素，两者相辅相成缺一不可。每个人每天都要摄取一些营养来保证身体的正常生长和发育，合理的营养对中学生来说，既可以增强体质，又可以提高运动能力。科学的体育运动也可加快机体的新陈代谢，增强各器官系统的功能，两者科学地结合，可以更有效地促进人体生长发育和提高健康水平。因此，加强体育锻炼的同时也应该给予足够的营养补充。

第三节　身体活动

（一）身体活动

1.体力活动

体力活动又称身体活动，指任何由骨骼肌收缩引起的导致能量消耗的身体运动。日常生活的体力活动可以分为工作、家务、体育运动、娱乐活动等，指人体的能量消耗量高于在安静状态时的能量消耗量的所有活动。

2.身体锻炼

身体锻炼指有最终和阶段目标的、有计划的、有组织的、重复的，以保持、提高体适能（physical fitness）为目的的体力活动，指在身体活动中，有计划地、有意识地以维持或增强体适能为目的而进行的身体活动。

3.生活活动

生活活动指在身体活动中，除运动以外的身体活动，包括工作中的身体活动。（见表4-1）

表 4-1　身体活动·运动·生活活动

◀——————————————— ① 身体活动 ———————————————▶	
◀——— ② 运动（健身运动）———▶	◀———————— ③ 生活活动 ————————▶
中等强度以上的运动（3 次代谢当量以上）： 快步走、慢跑、打网球、游泳……	中等强度以上的生活活动（3 次代谢当量以上）： 步行、打扫地板、陪孩子玩、照顾老弱病人、收拾庭院、洗车、搬运东西、上下楼梯……
低强度的运动： 伸展运动……	低强度的生活活动： 站立、办公室工作、洗衣服、做饭、弹钢琴……

身体活动是指日常生活、学习、出行和体育锻炼等各种消耗体力的活动。身体活动在体力付出的同时，肌肉收缩，能量消耗增加。因此，走路、骑自行车、打球、跳舞、上下楼梯、清扫房间等都是身体活动的不同形式。体育锻炼是一种以健身为目的的主动身体活动，如参加跑步、体操、球类、游泳、太极拳等项运动。养成多动的生活习惯，每天都做一些消耗体力的活动，是健康生活方式中必不可少的内容。用家务、散步等活动来减少看电视、打牌等久坐少动的时间。上下楼梯、短距离走路和骑车、搬运物品、清扫房间都可以增加能量消耗，有助于保持能量平衡。

降低发生心血管病等慢性疾病的风险，需要更多的运动，可以是达到中等强度的日常活动，也可以是体育锻炼。每次活动应达到相当于中速步行 1 000 步以上的活动量，每周累计约 4 万步活动量。运动锻炼应量力而行，体质差的人活动量可以少一点；体质好的人，可以增加运动强度和运

动量。例如：骑车、跑步、游泳、打球。

（二）身体活动分类

1. 生理功能分类

① 有氧（耐力）运动：运动中需要氧参与能量供应才能完成的运动。如步行、慢跑、蹬自行车。

② 无氧运动：运动中不需要氧参与能量供应可以完成的运动。如举重、短跑。

③ 抗阻力（肌肉力量）运动：对抗阻力的重复运动。如哑铃操、上楼。对抗阻力用力时主要依赖无氧功能，其中的间歇也含有氧供能的成分。

④ 灵活性和柔韧性（关节、动作）运动：通过躯体或肢体的伸展、屈曲和旋转活动，锻炼关节的柔韧性和灵活性。

与学生健康有关的运动形式主要有三类，即有氧（耐力）运动、抗阻力（肌肉力量）运动、灵活性和柔韧性（关节、动作）运动。有氧（耐力）运动需要氧气参与运动中的能量供应，负荷在小到较大强度范围间，通常可以持续几分钟或更长时间，如步行、骑自行车、慢跑、游泳等。抗阻力（肌肉力量）运动主要针对身体的大肌肉群，训练中肌肉对抗阻力产生收缩，阻力大小不同，肌肉可重复的收缩次数不同，对肌肉骨骼形成的负荷也不同。阻力负荷可以采用哑铃、沙袋、弹力带、健身器械，也可以是肢体和躯干自身的重量。灵活性和柔韧性（关节、动作）运动通过关节的屈曲、伸展和旋转，可以起到保持或增加关节的生理活动范围和关节活动稳定性的作用。

2. 生活方式分类

① 与工作有关的身体活动：工作、学习中的各种身体活动。职业和工作性质不同，工作中的身体消耗也不同。

② 与外出交通往来有关的身体活动：从家中前往工作地点、学校、购物地点、游玩地点等来往途中的身体活动，采用的交通工具不同，身体消耗也不同，如步行、骑自行车、乘公共汽车或自驾车等。

③ 与居家生活有关的身体活动：各种家务劳动，手洗衣服、擦地等活动消耗能量较大，做饭、清洁台面等能量消耗较小。

④ 休假时间的身体活动：业余时间的锻炼或活动，运动目的更明确，活动内容、强度和时间更有计划。

3. 肌肉收缩和运动形式分类

① 等长收缩：肌肉试图收缩，但不能克服外界阻力变短的张力增加过程。

② 等动收缩：关节屈曲或伸展过程中以一个恒定的角速度运动的肌肉收缩过程。

③ 向心运动：肌肉收缩变短完成动作的过程。

④ 离心运动：肌肉伸长的同时维持一定张力完成动作的过程。

（三）儿童青少年体力活动指南

1. 国际青少年体力活动指南

国际儿童青少年组织提出的学生体力活动指南为：每天参加体力活动，活动形式应融合在家庭、学校和社区的各种活动中，包括玩耍、游戏、体育运动、工作、出行、休闲、体育课或体育锻炼计划；每周进行3次以上、每次20分钟以上中等到较大强度的运动锻炼。

美国国家运动和体育教育协会为小学生制订的体力活动指南强调：每天或几乎每天参加30～60分钟与年龄及发育相适应的体力活动；鼓励他们每天累积60分钟乃至几小时这样的体力活动；这些体力活动中应包含至少持续10～15分钟中等到较大强度的运动，这种运动在性质上应为中等强度和大强度运动的交替，并有短时间的休息和恢复间歇；青少年学生应多增加身体活动的时间。

生命在于运动，运动可以促进健康。合理营养和体育锻炼是促进健康的良好行为。合理营养是生长发育的物质基础，体育锻炼是增强人体机能的有效手段。在营养素供给充足、均衡的同时，适当运动有利于儿童、青少年的生长发育和健康水平的提高。只注意营养而缺乏体育锻炼，在"静态"中度过每一天，例如上学、放学有车坐，回家后坐在那里做作业，饭后坐着看电视、玩游戏机，过着"饭来张口，衣来伸手"的生活，即现代静态的生活方式，会使孩子们活动量大大减少。现在的中小学生，尤其是城市中的中小学生普遍缺乏锻炼，如果进食量过大而活动量不足，多余的能量会在体内以脂肪的形式沉积即增加体重，久而久之发胖；只进行体育锻炼而忽视合理营养，体内消耗的能量和营养素得不到及时补充，同样会使人体机能减弱，妨碍发育，并可触发营养缺乏症，有碍身体健康。所以，要想使体育锻炼获得良好的效果，必须有合理的营养作为保证，而平衡膳食是合理的营养的唯一途径。任何其他营养补品都不能取而代之。

2. 中国青少年身体活动指南

经常性的体力活动对学龄儿童具有诸多益处，包括减少肥胖发生、降低心血管疾病风险因子水平、促进骨量沉积、改善心理健康等。因此，世界卫生组织（WHO）及许多国家均提出了针对学龄儿童的体力活动指南，对于 6 ～ 18 岁学龄儿童，建议他们平均每天进行不少于 1 小时的中高强度体力活动，包括三个方面的活动：有氧运动、肌力训练和骨质强化，其中每一项都有着重要的健康益处。

（1）有氧运动、肌力训练和骨质强化的活动。

① 有氧运动：大多数的"1 小时"应该是中等强度以及充满活力的有氧运动。其中充满活力的身体活动在一周中至少有 3 次。有氧运动强度：青少年需要的是大强度的活动，因为大强度运动对心肺功能有着更显著的改善作用。有氧运动的强度可以分为绝对强度和相对强度，绝对强度建立在运动过程中能量消耗的基础之上，不考虑心肺功能；相对强度是用心肺功能来评价运动强度的。中等强度的运动中，心脏会跳得比平时更快，呼吸会更急促；大强度的运动中，心脏跳动会更加剧烈，呼吸也变得更为急促。有氧运动可以使青少年有节奏地锻炼大肌肉。该运动可导致心跳加速，例如：跑步、跳跃、滑雪、跳绳、游泳和骑自行车等。

② 肌力训练：每周 2 至 3 次（60 分钟锻炼）。这些活动帮助肌肉比在平时的日常生活中活动得更多，包括阻力训练和举重，它也可以通过橡皮筋和体重阻力来完成，例如爬树和俯卧撑。这就涉及运用腿部、臀部、背部、腹部、胸部、肩膀以及手臂这些大肌肉群，做些从中等强度到高强度的活动。

③ 骨质强化：每周至少 3 次（60 分钟锻炼）。这些活动产生一个可以增强骨骼的力量，它往往产生在与地面接触时，帮助骨骼增长以及强化。例如跳绳、快走、跑步，也可为有氧活动和肌肉锻炼。

（2）不同年龄段身体活动。

中国的小学生所处的年龄范围一般在 6 ～ 12 岁。在这个时期，孩子的体格增长处于持续稳步状态：身高平均每年增长 5 cm 左右，体重平均每年增长 2 kg ～ 3 kg。除生殖系统外，其他器官已逐渐接近成人水平。另外，小学生活泼好动，所以提供的营养除了要满足其生长发育的需要外，还要考虑到各种活动所要消耗的能量。因此，必须要为他们合理地安排好一日三餐，提供足够的平衡营养素。小学生能量的推荐摄入量为 1 600 kcal ～ 2 400 kcal/ 天，这是一个大致范围，每个学生的活动量可有所不同，男女生之间也不一样。一般情况下，同龄的男生所需能量略高于女生。

学生以移动身体为主的运动项目，如长跑、散步、游泳、踢球、跳绳、接力跑、骑自行车和娱乐性比赛，一般每周锻炼 3 ～ 4 次为宜，每次运动的时间不应少于 30 分钟。运动前应有 10 ～ 15 分钟的准备活动，运动后应有 5 ～ 10 分钟的整理活动。此外，选择运动时机也很重要，由于机体的生物节律周期性变化，参加同样的运动，下午与晚间比上午多消耗 20% 的能量，故而晚餐前 2 小时进行运动锻炼比其他时间更能有效地减少脂肪。不同运动的能量消耗及适宜儿童、青少年的身体活动项目见表 4-2、表 4-3、表 4-4。

表 4-2　运动能量消耗表

运动项目	能量消耗（kcal/h）	运动项目	能量消耗（kcal/h）
骑自行车	284	跳　绳	448
骑　马	276	慢　走	240
滑　雪	354	慢　跑	380
游　泳	436	快　走	320
打高尔夫球	186	健身操	300
爬楼梯	480	—	—

表 4-3 生活活动能量消耗表

活动名称	消耗能量（kcal/h）	活动名称	消耗能量（kcal/h）
逛　街	110	步行郊游	240
开　车	82	看　书	88
看电影	66	文案工作	76
遛　狗	130	—	—

表 4-4 儿童、青少年的身体活动项目

身体活动的类型	儿　童	青少年
中等强度有氧运动	积极的娱乐活动，例如：徒步旅行、溜冰、溜旱冰、骑自行车、快步行。	划独木舟徒步旅行、越野滑雪、滑冰、滑旱冰、快步行、骑自行车；家务活和庭院活，如扫地、割草；投与接的运动，如棒垒球。
大强度的有氧运动	有跑和追赶的游戏、骑自行车、跳绳、武术、跑步；冰上运动，如冰球；篮球、网球、游泳、体操、越野滑雪。	腰旗橄榄球、骑自行车、跳绳、武术、跑步、网球、冰球、曲棍球、篮球、足球、游泳。
肌肉训练	拔河游戏、改良的俯卧撑（膝盖着地）、负重练习（自身重量或松紧带）、爬绳或爬树。	越野滑雪、拔河游戏、俯卧撑、负重练习（松紧带、器械、哑铃）、爬墙、仰卧起坐。
骨质增强	跳房子游戏、跳跃活动、跳绳、跑步、体操、篮球、排球、网球等运动。	跳跃活动、跳绳、跑步、体操、篮球、排球、网球等运动。

第四节　超重、肥胖与体重控制

（一）肥胖的概念

肥胖依其发生原因可分为单纯性肥胖和症状性肥胖两类。

症状性肥胖是由于某些遗传性疾病、内分泌紊乱及一些原因不明的综合征等引起的肥胖。这类肥胖是某种原发性疾病的表现，随着原发性疾病

的治愈或好转，肥胖症状可以消失和减轻。

单纯性肥胖症主要是由于不良的生活方式和行为所致，由代谢调节障碍引起，热量摄入过多、能量消耗过少，导致积蓄过多的热量以脂肪组织形式储存在体内，从而超过标准体重，这类肥胖最常见。

1. 学龄儿童肥胖判定标准

以2004年发布的中国儿童青少年超重、肥胖体重指数（BMI）标准为评价标准，进行超重和肥胖儿童的筛选和判断。（见表4-5）

表4-5　中国儿童青少年超重、肥胖体重指数（BMI）标准

年　龄	超重（BMI）		肥胖（BMI）	
	男　性	女　性	男　性	女　性
7～	17.4	17.2	19.2	18.9
8～	18.1	18.1	20.3	19.9
9～	18.9	19.0	21.4	21.0
10～	19.6	20.0	22.5	22.1
11～	20.3	21.1	23.6	23.3
12～	21.0	21.9	24.7	24.5
13～	21.9	22.6	25.7	25.6
14～	22.6	23.0	26.4	26.3
15～	23.1	23.4	26.9	26.9
16～	23.5	23.7	27.4	27.4
17～	23.8	23.8	27.8	27.7
18～	24.0	24.0	28.0	28.0

注：体重指数（BMI）$= \dfrac{体重（kg）}{[身高（m）]^2}$

2. 腰臀比（WHR）

腰臀比是一种身体围度测量法，可用来判断健康风险。

腹部脂肪量与许多健康问题有关，基于这个原因，保持整体脂肪和腹部脂肪低水平是非常重要的，随年龄增长这点尤其重要。一些研究表明，

上身的脂肪（腰部以上）比下身脂肪（腰部以下）更容易引起健康隐患。皮褶厚度测量可帮助监测腹部和上身脂肪，另一个有效的测量方法可在家中操作，即腰围与臀围的比值：比值高表明和心脏病发作、胸痛、猝死高度相关。最近的资料表明，经常锻炼的人随年龄的增长，躯干的上中部位有很少的脂肪堆积。这说明一生中规律的身体活动是腰臀比的比值小和减少各种生活疾病风险的重要因素。

WHR = 腰围 / 臀围；男性：WHR > 0.8 是中心性肥胖；女性：WHR > 0.7 是中心性肥胖。

（二）肥胖与饮食与运动的关联

肥胖的遗传因素虽然能部分解释肥胖的原因，但是遗传因素不易控制。以目前的医疗条件，通过遗传基因治疗儿童肥胖还不能实现。同时，众多学者仍认为引起肥胖的根本原因是能量代谢不平衡，即能量的消耗量小于摄入量，从食物中获取的能量大于身体活动中消耗的能量。

1. 饮食

前人的大部分研究结果显示，高脂肪、高热量饮食对肥胖的发生具有直接的影响。大量调查研究也证明，肥胖儿童较正常儿童，大多数存在不良的饮食行为：喜食油炸食品、甜食、肉类食品等高热量食品，食欲旺盛，食量大，进食速度快，经常非饥饿性进食，特别是晚餐量偏多。晚餐量偏多与肥胖发生也有一定的关系，考虑是由于晚餐后运动较白天减少，有助于能量的储存所致。即使在热量摄入总量并不增加的情况下，如果饮食结构发生改变，即碳水化合物摄入减少、脂肪摄入量增加，也会导致体内脂肪增加而导致肥胖。

2. 运动

多数调查研究发现，肥胖儿童不喜欢运动，很少晨练，畏惧体育课，喜欢待在家中长时间看电视。这样，一方面，身体活动不足导致能量消耗量减少；另一方面，运动减少又使肌肉组织对胰岛素敏感性降低，从而直接导致糖类代谢能力低下，这些都为肥胖的发生提供了条件。肥胖者又会产生由于肥胖所引起的运动能力与社会适应能力较差、被动退缩等体力、心理障碍因素。可见，运动的减少与肥胖的形成互为因果，运动的减少导致肥胖，肥胖又影响运动，致使热量消耗更加减少，由此逐渐形成恶性循环而越来越胖。

（三）学龄儿童肥胖的综合干预

导致学龄儿童肥胖的因素是多方面的，因此，在干预过程中要考虑多方面的因素，不能运用单一方法来实施治疗。由于自身的特殊性，基因治疗在儿童肥胖的治疗中很少运用，同时基因的表达也受到外界环境的制约。学龄儿童处于生长发育的阶段，药物治疗和节食等方法可能会对他们的身心造成额外的损害。因此，在学龄儿童肥胖的干预过程中，大多都是从生活方式的角度进行自然的治疗。

国内外的大量研究大都支持以运动锻炼、饮食调节、行为治疗、心理纠正等多方面进行综合干预，并都取得了一定的效果。但是各种干预手段在综合治疗中所占的比重并不相同，有不同的侧重点，各种干预手段也都有自身的特点，运用时要考虑多方的因素。

1. 运动干预

儿童肥胖发病的根本原因是能量的摄入大于能量的消耗。摄入的能量从膳食中取得，能量的消耗主要包括人体的基础代谢、身体活动中的能量消耗、进食过程中的能量消耗。在能量的消耗中，身体活动所占的比重最大。体育活动可以提高人体的基础代谢率，所以身体活动特别是体育运动在能量的消耗中起主要作用，而进食过程中所消耗的能量不宜控制，所占比重较小，一般不作考虑。因此，对学龄儿童肥胖的治疗主要是从运动的干预和饮食的调节两方面进行的，同时辅以其他手段。前人的研究结果也显示，运动锻炼和饮食调节在治疗儿童肥胖中也是很有效的。

学龄儿童减肥的运动处方不同于成人。学龄儿童有自身的生理和心理特点，并且处于生长发育的敏感时期，所以学龄儿童减肥运动处方的制订要充分考虑到肥胖儿童的特征。

（1）运动方式。

有全身肌肉参加、消耗能量大的、中低强度的、运动时间超过30分钟的有氧运动。如慢跑、行走、自行车、球类运动、游泳、登山、跳绳等，这样能更好地动用体能脂肪进行供能，达到消除脂肪的目的。同时配合力量性练习，主要是进行躯干和四肢大肌群的运动。可以利用自身体重进行仰卧起坐、下蹲起立及俯卧撑等运动，也可以利用器具如哑铃或拉力器等运动。但是学龄儿童不宜做等长（静力）运动，因为它容易导致心率过快和血压升高，对学龄儿童的心血管造成危害。力量练习能更好地降低体脂、改善体型、增强肌力，并改善胰岛素抵抗现象。

在选择运动方式的时候要充分考虑肥胖儿童的兴趣和爱好，避免枯燥的运动形式，应以游戏的方式将练习内容穿插起来，提高趣味性，同时应辅以奖惩制度，激励儿童积极参与活动。选择运动方式时还要考虑学龄儿童身体素质的综合发展。

（2）运动强度。

控制运动强度的指标应选择根据最大耗氧量和最大心率百分比制订，同时根据学龄儿童运动时的脉搏来监控。

运动强度的控制用于肥胖儿童的运动处方。要求运动强度达到个人最大氧消耗的 50% ～ 60%，或者最大心率的 50% ～ 60%。一般运动时脉搏达到 150 次 / 分钟左右比较合适，这种强度的运动不会使学龄儿童过于疲劳，又能有效地消耗身体的脂肪，还能起到抑制食欲的作用。在力量性运动强度选择方面，为了达到消耗体内脂肪的目的，力量性运动时的肌肉负荷量是以最大肌力的 60% ～ 80%、反复运动 20 ～ 30 次为准，每隔 2 ～ 3 周增加运动量。

掌握好运动强度是减肥的关键步骤。运动强度大，不利于健康，孩子也难以坚持；运动强度太小，达不到减肥目的，能量消耗少，同时会增加食欲。

（3）运动时间。

运动时间方面，最好在 30 分钟以上，只有达到 30 分钟以上，有氧氧化系统才可能动用脂肪来参与运动的供能。

肥胖患者应该每天进行 60 ～ 90 分钟的中等强度或稍少时间的大强度运动；超重者应该每天进行 45 ～ 60 分钟的中等强度的运动，儿童活动时间应比推荐的运动时间更长些。确定每次运动的持续时间时，应充分考虑运动的强度，即当运动强度大时，运动持续时间应稍短一些，而当运动强度小时，运动持续时间应长一些，以保证足够的运动量。

（4）运动频率。

运动的频率应该在每周 3 ～ 5 次，保证前一次的减肥成效能够在下次的运动中保持，并且这样也有利于运动习惯的养成。肥胖儿童采取心率 140 ～ 160 次 / 分钟为运动强度，每天运动 30 分钟，每周训练 5 天，运动方式可选择长跑、踢球等全身性有氧运动。由于肥胖儿童身体适应性和承受能力差，容易造成运动损伤，进行大强度运动会导致疲劳积累，产生不良影响。所以，运动频率可根据锻炼者的需要、兴趣和功能状态进行选择，但每周最低不能少于 2 次。

2. 饮食干预

饮食调节主要是从饮食的摄入量、摄入方式、饮食结构方面来进行的。学龄儿童正处于生长发育的关键时期，在控制体重的过程中必须保证足够的能量来维持自身的成长，在饮食调节中要控制摄入能量的总量，并改善食物的组成结构。

（1）平衡高热卡饮食。

能量摄入量为 1 200 ～ 2 000 千卡 / 天（具体由学生年龄决定）或比通常的摄入量减少 30% ～ 40%，这种方法可使患儿每周减重 0.5 千克，并且能保证正常生长。合理的能量结构为：低脂肪（25% ～ 30%）和较高的碳水化合物（50% ～ 55%）以及足够的蛋白质（20% ～ 25%），以维持正常生长需要。

（2）限制碳水化合物。

此项适用于极度肥胖学生，能量摄入量为 600 ～ 800 千卡 / 天。采用 600 ～ 900 千卡 / 天的能量摄入维持 3 个月，以后每 2 周增加 100 千卡 / 天，直至总能量摄入量为 1 200 千卡 / 天，其中蛋白质、脂肪、碳水化合物在总热能中的比值分别为 20%、30%、50%。降低碳水化合物的摄入量，适当提高以牛奶、鱼、海鲜类为主的脂肪摄入量，并提高多不饱和脂肪酸及磷脂的摄入。以总能量为 1 200 ～ 1 600 千卡 / 天，三餐能量摄入量分别占总能量摄入量的 25%、40%、35% 的高蛋白、适量脂肪和碳水化合物的饮食结构为主。

3. 行为干预

儿童肥胖症的发生与生活方式密切相关，是一种以过度营养、运动不足、行为偏差为特征的慢性疾病。不良的生活方式是妨碍肥胖干预方案实施和维持稳定效果的主要障碍。

运动锻炼和好的饮食习惯作为日常生活的重要内容也需要逐渐融入肥胖儿童的生活中，逐渐成为他们行为方式的一部分，这样在运动和营养治疗过程中所取得的成果才能继续保持下去，避免肥胖的反弹，使学龄儿童养成良好的生活习惯并受益终生。大量研究也表明，运动配合饮食调整及行为矫正比任何一种单一治疗方法的效果更加明显。因此，行为治疗是肥胖干预中不可缺少的部分。

4. 心理干预

不少文献报道，肥胖能够对儿童的心理产生损害，表现为肥胖儿童缺乏自信心、受歧视、人际关系差、自我感觉不良等。

肥胖本身不会导致儿童的心理问题，而家长肥胖和家长的精神心理状况则可能是引起肥胖儿童产生焦虑、自卑的心理和行为问题。例如肥胖儿童有自卑感和孤独感，有事情喜欢藏在心里，不愿在集体活动中表现自己等。这些负面的心理和情绪一方面对儿童造成了较为严重的心理损害，另一方面也不利于儿童肥胖的控制。受这些心理的影响，患儿不易于配合治疗，使干预难以取得效果。所以，在多种干预手段综合运用的过程中，进行心理纠正能够更有效地实现控制学龄儿童肥胖的目的。

5. 体重控制核心

体重控制服务的三个核心要点，一是能量平衡，二是量化管理，三是健康的生活方式。从这三个方面来达到长期保持健康体型的目标。

（1）身体能量平衡。

目前，体重过重与过轻是能量平衡的关键，应调整饮食量和运动量。人体能量消耗由三部分组成：基础代谢、食物特殊动力作用、身体活动能量消耗。前两者能量消耗是定量，可由公式推导出来，唯有身体活动能量消耗是个变量，不同的人不一样，即使同一个人每天也不完全一样。因此，监测身体活动能量消耗就可获得总能量消耗量。同时可以通过调节身体活动能量消耗，控制能量过剩问题。有效的有氧运动使高血压人数减少，心肌梗死死亡率下降，脑卒中死亡率下降，人均寿命增加。怎样指导儿童逐渐增加运动量与运动强度，循序渐进地向"有氧运动"发展极为重要。在体重健康管理的实践中，我们探索用"有效运动"来控制体重的运动疗法。中等运动强度是最适宜的有氧运动。此时，既能达到燃烧脂肪的目的，又最安全。因此，只要根据病人的年龄、体重、健康状况以及自我感觉确定其运动量与有效运动量，通过计步器能量监测仪来对运动量、运动强度、运动时间等进行全程监测、调整，即可达到预防和治疗作用，又预防了不测事件的发生。

（2）量化管理。

应用计步器能量监测仪和生活方式管理系统软件进行饮食和身体活动的量化管理。

① 量化身体活动：计步器能量监测仪可以将佩戴者的活动数据传输到软件中，获得运动规律、运动总量、运动方式、运动时间、有效运动等指标，经过分析和指导，使被管理者清楚自己每天该怎么活动、活动多少时间，督促其克服惰性和盲目性，自觉按运动指导方案的要求去实施。

② 量化饮食：将被管理者的膳食日记录入生活方式和慢性病管理系统软件，可以显示其当日能量平衡、三大营养素的供能比、三餐比例和微量元素平衡等情况，并能根据能量平衡的要求，按被管理者的健康状况、膳食情况、消耗量等制订饮食摄入量标准，使被管理者知道吃什么、吃多少、怎么吃，并根据实际执行情况进行适当的调整。

③ 规范体重及健康检测内容、次数及健康教育、频次，跟踪管理个人健康档案。抓住危险因素的核心，进行饮食运动量化管理，达到有效的饮食运动能量平衡。应用计步器能量监测仪和生活方式健康管理系统，达到"合理"饮食、"适量"运动的目的，实现干预指导可操作性。

④ 体重控制步骤：体重控制指通过合理营养与适当运动调控身体能量及物质代谢平衡，进而形成良好的行为和生活方式，达到并保持理想体

重，促进个体及群体的生理、心理、社会健康和谐发展。个人健康管理是一种对个人的健康危险因素进行全面管理的过程。体重控制是通过收集健康信息、进行健康评价、制订体重干预计划、实施体重干预等过程，达到改善健康状况，防治慢性非传染性疾病的发生和发展，提高生命质量的目的，使体重干预计划变成为对象服务的实际行动。具体步骤如下。

第一步，收集个人健康信息。通过健康检查和填写健康信息调查表，系统收集干预对象的健康信息，全面了解健康状况。

第二步，进行健康及体重评价。运用先进技术，对干预对象目前的健康状况和健康危险因素进行科学评价，帮助干预对象全面了解相关危险因素的现状及发展趋势，使干预对象提高对生活方式和疾病的认知水平，增强干预对象的预防保健意识。

第三步，制订健康及体重干预计划。在认真分析健康信息、研究评估报告的基础上，制订有针对性的个人体重干预计划，提出具体的体重及健康改善目标和管理指导方案，并针对健康危险因素的发展趋势进行相应的饮食和运动指导。

第四步，实施健康指导。在宣传健康知识、增强健康意识、提高防病治病的主动性的基础上，进行饮食、运动的量化管理，改变不良生活方式，帮助干预对象积极采取行动来实现个人体重控制计划的目标，并且提供保健咨询服务。

⑤ 体重控制流程：准备阶段—健康评估—制定方案—运动干预—跟踪反馈。

（3）健康的生活方式。

生活方式是指不同的个人、群体和全体社会成员在一定社会条件和价值观念指导下所形成的满足自身生活需要的全部活动形式与行为特征的体系。体育生活化是指将体育作为个体或家庭生活方式的组成部分，使人们自觉自愿、经常性地参加体育活动，形成健康、科学、文明的生活方式的一个过程。良好的生活方式理念就是提倡结合生活方式进行运动，比如良好的生活方式更能消耗能量和带给人自信，而且随时随地都可以开始。

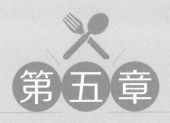

第五章

食品营养标签

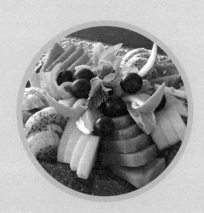

第一节 认识营养标签

（一）什么是营养标签

营养标签是预包装食品标签的一部分，是向消费者提供营养信息和特性的说明，是消费者直观了解食品营养成分、特征的有效方式。看懂营养标签，学会运用营养标签合理选择预包装食品，有利于科学地调节饮食，有利于健康。

我们日常在超市购买的食品的包装上有一个表格，叫"营养成分表"，表中列出了能量、蛋白质、脂肪和碳水化合物等营养素及其含量，还有一列"营养素参考值百分比（NRV%）"的指标。有些食品包装上还有一些如"高钙""低胆固醇"等用语。比如说"高钙奶粉"或者是"低脂"，或者是"无糖""低钠""低胆固醇"等，我们把它叫作营养声称。在包装上还有一些内容，比如说"钙有助于骨骼和牙齿更坚固"，它是营养成分的功能声称。这些表格以及声称的标准化就组成了我国营养标签的内容。

市场上那些预先定量包装或者制作在包装材料和容器中的食品我们称为"预包装食品"。食品安全国家标准《预包装食品营养标签通则》规定，直接提供给消费者的预包装食品应标示营养标签（豁免标示的食品除外）。

豁免强制标识营养标签的食品如下：

① 食品的营养素含量波动大的，如生鲜食品、现制现售食品。

② 包装小，不能满足营养标签内容的，如包装总表面积 ≤ 100 cm² 或最大表面面积 ≤ 20 cm² 的预包装食品。《预包装食品营养标签通则》（征求意见稿）修订为：包装总表面积 ≤ 150 cm² 或最大表面面积 ≤ 40 cm² 的预包装食品。

③ 食用量小、对机体营养素的摄入贡献较小的，如包装饮用水、每日食用量 ≤ 10 g 或 10 mL 的预包装食品等。

符合以上条件的预包装食品，如果标签中有任何营养信息（如蛋白质≥ 3.3%）或使用了营养强化剂、氢化和（或）部分氢化植物油等情形，也应按照营养标签标准的要求进行标示。

（二）营养标签主要内容有哪些

营养标签包括营养成分表、营养声称和营养成分功能声称三大部分。其中，营养成分表是指标有食品营养成分名称、含量和占营养素参考值百分比的规范性表格。

1. 营养成分表

（1）营养成分。

营养标签上强制标示的内容有能量、蛋白质、脂肪、碳水化合物、钠。除了部分豁免食品外，所有的预包装食品营养成分表上，都必须有这5个成分。其他的营养成分如铁、锌、维生素等，企业可以自愿选择是否标示。《预包装食品营养标签通则》（征求意见稿）强制标示内容修订为能量、蛋白质、脂肪、饱和脂肪（或饱和脂肪酸）、碳水化合物、糖、钠。

营养成分的含量用具体数值表示，营养成分标示使用每 100 g、100 mL 食品或每份食用量作为单位。（见表 5-1）

表 5-1　某食品营养成分表

项　　目	每 100 克	营养素参考值 %
能　　量	1 890 kJ	22%
蛋白质	12.0 g	20%
脂　　肪	18.0 g	30%
碳水化合物	60.0 g	20%
钠	1 000 mg	50%

（2）营养素参考值（NRV）。

"营养素参考值"是专门用于食品营养标签的一项内容，是用来比较食品营养成分含量多少的一组参考值，是消费者选择食品时的一种营养参照尺度。NRV 是英文 nutrient reference values 的首字母的缩写，翻译成中文是"营养素参考值"。

"营养素参考值"是基于一个健康成年人一天所需摄入能量和营养素的量来提供的。选择食物时,如果你是健康成年人,就可以以此做标准,如果是老人或小孩,就可以作为参考数据。

"营养素参考值"包括能量 8 400 kJ、蛋白质 60 g、脂肪 ≤ 60 g、饱和脂肪(酸)≤ 20 g、碳水化合物 300 g、钠 2 000 mg、钙 800 mg 等(见表 5–2)。每种食品外包装营养成分表中的数据均是依据此标准计算得出的。

表 5–2 营养素参考值(NRV)

营养成分	NRV	营养成分	NRV
能 量[a]	8 400 kJ	叶 酸	400 μg DFE
蛋白质	60 g	泛 酸	5 mg
脂 肪	≤ 60 g	生物素	30 μg
饱和脂肪酸	≤ 20 g	胆 碱	450 mg
胆固醇	≤ 300 mg	钙	800 mg
碳水化合物	300 g	磷	700 mg
膳食纤维	25 g	钾	2 000 mg
维生素 A	800 μg RE	钠	2 000 mg
维生素 D	5 μg	镁	300 mg
维生素 E	14 mg α-TE	铁	15 mg
维生素 K	80 μg	锌	15 mg
维生素 B_1	1.4 mg	碘	150 μg
维生素 B_2	1.4 mg	硒	50 μg
维生素 B_6	1.4 mg	铜	1.5 mg
维生素 B_{12}	2.4 μg	氟	1 mg
维生素 C	100 mg	锰	3 mg
烟 酸	14 mg	—	—

[a] 能量相当于 2 000 kcal;蛋白质、脂肪、碳水化合物供能分别占总能量的 13%、27% 与 60%。

营养素参考值百分比（NRV%）表示 100 g 或 100 mL 或一份食物所含的某种营养成分，提供了人体一天需求量的百分比。

营养素参考值百分比计算公式：

$$NRV\% = X/NRV \times 100\%,$$

式中：

X = 食品（以可食部计）中某营养素的含量。

NRV = 该营养素的营养素参考值（查表 5-2）。

如某瓜子每 100 g 含蛋白质 22 g，蛋白质的 NRV 为 60 g，NRV% = 22/60 × 100% ≈ 37%，表示你吃了 100 g 这种瓜子，就已经摄入了你一天所需蛋白质摄入量的 37%。

2. 营养声称和营养成分功能声称

营养声称又可分为含量声称和比较声称，是对食物营养特性的确切描述和说明。比如，我们经常会看到食品包装上写着"高钙""低脂""无糖""富含纤维素"之类的字眼，这其中的"高""低""无""富含"就是含量声称。又或者某食品上写明"增加了 50% 的维生素 C"，这就是与同类常见产品的比较声称。这样的声称，一定要达到规定的标准才能进行。如减少能量声称的条件是与参考食品比较，能量值减少 ≥ 25%，并且被声称的营养素必须要在营养成分表中。

营养成分功能声称是对某营养成分可以维持人体正常生长发育和正常生理功能等作用的描述或说明。如果想选择含钙量高的食品，除了比较营养标签中的钙含量，还可以看哪些食品中标示了高钙、富含钙等，有这些声称的说明钙比较高，可以适当选用。同样如果不想吃过多的胆固醇，可以选择那些标示了低胆固醇、不含胆固醇的食物。

有时会出现这样一种情况，比如你看配料表，发现里面有糖，但声称却是"无糖"，这是因为有些时候，只要含量低于某个标准后就可以这样声称。比如依据规定，固体或液体食品中每 100 g 或 100 mL 的含糖量 ≤ 0.5 g 时，就可以声称"无糖"。低糖是指 100 g 固体或 100 mL 液体食品中，含糖量不高于 5 g。

第二节　如何运用营养标签合理选购食品

（一）看能量值

能量值是指可以从这份食品中获取多少能量的数值。我们在看能量值前要先看营养标签上给出的能量是每 100 g 或 100 mL 还是每份中含有的能量，现在很多高能量零食，比如薯片、饼干等，并不是以每百克为单位，而是以每小份做单位的（见表 5-3），所以标识的能量看起来比较低，只有知道了整份食品的克数或毫升数，又或者是所谓的"每份"的质量数，才能计算出我们将摄入多少能量。

表 5-3　某饼干营养成分表

项　目	每份（60 g）	营养素参考值 %
能　量	1 275 kJ	15%
蛋白质	4.1 g	7%
脂　肪	15.6 g	26%
碳水化合物	35.9 g	12%
钠	152 mg	8%

以上营养成分表中能量是 1 275 kJ，看上去并不是很高，但这只是一份 60 g 食品的能量，换算成常见的百克单位，每 100 g 食品的能量是 2 125 kJ，比原来高了 66.7%，不仔细看就容易吃多了。

另外，不同商品的能量单位不一定相同，一般食物的能量是用千焦（kJ）为单位的，但也有一些是用大卡（kcal）作单位的（见表 5-4），而每大卡的能量约等于 4.2 kJ。因此，除了看每份食品的单位重量，还要看能量单位。

表 5-4　以大卡为单位进行标示

营养成分	每 100 mL	营养成分	每 100 mL
能　量	77 cal	钙	47.7 mg
蛋白质	1.2 g	磷	36.9 mg
脂　肪	0.15 g	钾	64.6 mg
碳水化合物	17.7 g	维生素 B_2	0.06 mg
钠	18.5 mg	—	—

（二）看需要控制摄入的营养素

在强制标注的营养素项目中，需要控制摄入的营养素为能量、蛋白质、脂肪、碳水化合物、钠。

蛋白质、脂肪、碳水化合物等营养素是食品中存在的与人体健康密切相关、具有重要公共卫生意义的营养素。缺乏可引起营养不良，影响儿童和青少年生长发育和健康，摄入过量则可导致肥胖和慢性病发生。蛋白质、脂肪、碳水化合物均能给机体提供能量，还各具独特的生理功能。当膳食中脂肪能量供给过高时，可导致肥胖症、心血管疾病、高血压和某些癌症发病率的升高；蛋白质能量提供过高时，会转化为脂肪积存在体内，还会增加肾脏负担；当碳水化合物和脂肪能量供给不足时，会削弱对蛋白质的保护作用。因此，能量的供给还必须注意蛋白质、脂肪与碳水化合物三者间的比例。中国营养学会建议居民膳食碳水化合物摄入量应占摄入总能量的 50%～65%、蛋白质应占 10%～15%、脂肪应占 20%～30% 为宜。

饱和脂肪（酸）摄入过多可使胆固醇增高，饱和脂肪（酸）摄入量应控制在日总能量的 10% 以下。一些加工的零食和油炸香脆食品多是由富含饱和脂肪的黄油、棕榈油等制作而成，并且在油炸过程中容易产生反式脂肪（酸），应特别注意限制摄入。

每天反式脂肪（酸）摄入量应少于每日总能量的 1%，过多摄入有害健康。过多摄入反式脂肪（酸）可使血液胆固醇增高，从而增加心血管疾病发生的风险。据世界卫生组织估计，每年有 50 多万人因摄入反式脂肪（酸）而死于心血管疾病。日常饮食要尽量减少含反式脂肪（酸）较多的食品，控制反式脂肪（酸）带来的风险。

另外，我们购买食品时，除了注意查看食品标签上反式脂肪（酸）含量，选择不含反式脂肪（酸）或反式脂肪（酸）含量低的食品外，还要关注食品配料表中是否含有以氢化油和（或）部分氢化油为主要原料的产品，如氢化植物油、代可可脂、人造奶油、起酥油等辅料，因为这些辅料中很可能也含有反式脂肪（酸），而营养标签标准中规定当反式脂肪（酸）含量小于等于 0.3 g/100 g 时，可以标注为 0，因此结合配料表一起看，可有效控制反式脂肪（酸）的摄入。

糖是指加工过程中添加的单糖和双糖，饮料、甜点、果酱中最为常见。添加糖是纯热能食物，过度摄入含有添加糖的加工食品可引发龋齿和超重肥胖发生的风险。中国居民膳食指南建议每天摄入添加糖提供的能量不超过总能量的 10%，最好不超过总能量的 5%。

钠，主要来源于食盐。世界卫生组织推荐健康成年人每日食盐摄入量不超过 5 g，中国营养学会推荐每日食盐摄入量不超过 6 g，但膳食调查结果显示我国居民食盐平均摄入量远高于中国营养学会推荐水平。过量摄入食盐可增加高血压、脑卒中和胃癌的发病风险，因此购买食品时要注意钠含量。一般而言，钠超过 30% 的食品需要注意少购少吃。

（三）看营养素参考值百分比（NRV%）

如果仅看食品中每种营养成分的绝对含量，我们很难衡量出该食品所提供的营养成分对我们一天所需的能量及营养素来说是高还是低。通过看食品的 NRV%，结合自己摄入的该食物的量，就可以知道自己已经摄入的营养素占一天所需量的百分比，以便调整其他食物的摄入量。通过比较相似产品的 NRV%，可以挑选更符合营养健康要求的产品。

营养素摄入不足或过量都会对健康产生不利影响。平衡膳食能最大程度地满足人体正常生长发育及各种生理活动的需要，并且可以降低包括高血压、心血管疾病等多种疾病的发病风险。膳食指南建议我国居民的平衡膳食应做到食物多样，平均每天摄入 12 种以上食物，每周摄入 25 种以上食物。

营养标签能帮我们更明智地选择食物，做到健康饮食。

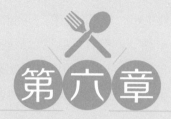

第六章

食品污染与预防

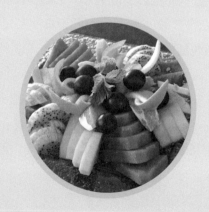

第一节　食品污染的概念与分类

食品从种植、养殖到生产、加工、贮存、运输、销售、烹调直至送上餐桌，整个过程中的各个环节，都有可能受到某些有毒有害物质的污染，以致降低食品卫生质量，对人体造成不同程度的危害。

食品污染按其性质可分为生物性、化学性及物理性污染三类。

第二节　食品生物性污染与预防

（一）概述

食品生物性污染包括微生物污染、寄生虫污染、昆虫污染等。生物性污染与其他污染不同：它的污染物是活性生物，能够逐步适应新的环境，不断增殖并占据优势，从而危害其他生物的生存和人类的生活。

微生物污染物主要有细菌与细菌毒素、霉菌与霉菌毒素以及病毒污染。在食品中的细菌包括能引起食物中毒、人畜共患传染病以及其他以食品为传播媒介的致病菌，还有能引起食品腐败变质的非致病菌。

寄生虫和虫卵往往会污染食品而使人生病，如蛔虫、绦虫、华支睾吸虫以及旋毛虫等，主要是其粪便或土壤污染了饮水或食品。

昆虫污染主要包括粮食中的甲虫、螨类、蛾类以及动物性食品和某些发酵食品中的蝇蛆等。

以下介绍微生物污染及食源性寄生虫。

（二）微生物污染

食品从原辅料到生产加工、运输、储存、市场销售、餐桌食用，在此过程中每一环节都可能出现微生物污染的情况，进而引发食源性疾病，危害人们的身体健康。

1. 细菌及细菌毒素

由细菌引起的食物中毒分为 3 个类型：感染型、毒素型和混合型。感染型食物中毒是指吃了含有大量活菌的食品，导致消化道感染，如沙门氏菌、变形杆菌引起的食物中毒。毒素型食物中毒是细菌污染食品后繁殖产生毒素，从而导致中毒，包括体外毒素型和体内毒素型两种。体外毒素型是指病原菌在食品内大量繁殖并产生毒素，如金黄色葡萄球菌、肉毒梭菌引起的食物中毒。体内毒素型指病原体随食品进入人体肠道内产生毒素引起的食物中毒，如产气荚膜梭菌、产肠毒素性大肠杆菌引起的食物中毒等。以下重点介绍 12 种细菌引起的食物中毒。

（1）沙门氏菌食物中毒。

沙门氏菌食物中毒的发病率较高，占总食物中毒的 40% ～ 60%。中毒多发生在夏、秋季节，5—10 月的发病起数和中毒人数可达全年发病起数和中毒人数的 80%。引起沙门氏菌食物中毒的食品主要为动物性食品，特别是畜肉类及其制品，其次为禽肉、蛋类、乳类及其制品。沙门氏菌属不耐热，55℃加热 1 小时、60℃加热 15 ～ 30 分钟或 100℃加热数分钟即被杀死。

临床表现：潜伏期一般 4 ～ 48 小时，长者可达 72 小时。潜伏期越短病情越重。开始表现为头痛、恶心、食欲减退，随后出现呕吐、腹痛、腹泻。患者体温可达 38 ～ 40℃，轻者 3 ～ 4 天症状消失。

（2）变形杆菌食物中毒。

变形杆菌食物中毒是我国常见的食物中毒之一，大多数发生在 5—10 月，其中 7—9 月最多。变形杆菌属腐败菌，一般不致病，当大量活菌侵入肠道时可引起感染型食物中毒。该菌在 4 ～ 7℃即可繁殖，属低温菌。因此，该菌可以在低温储存的食品中繁殖。变形杆菌对热的抵抗力不强，加热至 55℃持续 1 小时即可将其杀灭。中毒食品主要是动物性食品，特别是熟肉以及内脏的熟制品。

临床表现：潜伏期一般为 12 ～ 16 小时，短者 1 ～ 3 小时，长者 60 小时。主要表现为恶心、呕吐、发冷、发热、头晕、头痛、乏力、脐周边阵发性剧烈绞痛。体温一般在 37.8 ～ 40℃，但多在 39℃以下。发病率一一般为 50% ～ 80%。病程多数在 24 小时内恢复，一般预后良好。

（3）金黄色葡萄球菌食物中毒。

金黄色葡萄球菌是引起食物中毒的常见菌种，在我国，20% ～ 25% 的细菌性食物中毒病例是由金黄色葡萄球菌引起的。该菌种对热具有较强的抵抗力，在 70℃时需 1 小时方可灭活。有 50% 以上的菌株可产生肠毒素。多数金黄色葡萄球菌肠毒素能耐 100℃ 30 分钟。因此，若要完全破坏食物中的金黄色葡萄球菌肠毒素，需 100℃加热 2 小时。引起中毒的食品种类很多，主要有乳及乳制品、肉类、剩饭等，其次为熟肉类，偶见鱼及其制品、蛋制品等。

临床表现：发病急骤，潜伏期短，一般为 2 ～ 5 小时，极少超过 6 小时。主要表现为明显的胃肠道症状，如恶心、呕吐、中上腹部疼痛、腹泻等，以呕吐最为显著。剧烈吐泻可导致虚脱、肌痉挛及严重失水。病程一般在数小时至 1 ～ 2 天内迅速恢复，很少死亡。

（4）肉毒梭菌食物中毒。

肉毒梭菌可产生肉毒毒素引起食物中毒，一年四季均可发生，主要发生在 4—5 月。引起中毒的食品以家庭自制植物性发酵食品为多见，如臭豆腐、豆酱、面酱等，对罐头瓶装食品、腊肉、酱菜和凉拌菜等引起的中毒也有报道。

临床表现：以运动神经麻痹的症状为主，而胃肠道症状少见。潜伏期一般为 12 ～ 48 小时，短者 6 小时，长者 8 ～ 10 天，潜伏期越短，病死率越高。病死率为 30% ～ 70%，多发生在中毒后的 4 ～ 8 天。婴儿肉毒中毒大多数在 1 ～ 3 个月自然恢复，重症者可因呼吸麻痹猝死。

细菌及其细菌毒素引起的食物中毒预防措施：防止细菌对食品的污染；控制菌体繁殖和产生毒素；杀灭病原菌。

2. 霉菌及霉菌毒素

（1）霉菌。

在生活中，我们所吃的面包、馒头、蛋糕等食品时间放长了，会长有一层灰色的毛。这些毛大多都是霉菌，有曲霉、毛霉、青霉还和黄曲霉等。它不仅仅生长在食物表面，还会深入食物内部。

　　霉菌一旦污染食物就会使食品发霉，不仅造成经济损失，使食物腐败变质，有些霉菌还会产生有毒的代谢产物——霉菌毒素。

　　（2）霉菌毒素。

　　到目前为止，已知的霉菌毒素约有200种，比较重要的有黄曲霉毒素、展青霉毒素等。这些毒素可引起人急、慢性中毒，并与某些癌症有关。

　　①黄曲霉毒素。

　　粮油及制品中最常见的真菌毒素为黄曲霉毒素，是由黄曲霉和寄生曲霉产生的毒素，被世界卫生组织（WHO）的癌症研究机构划定为Ⅰ类致癌物，是一种毒性极强的剧毒物质。急性中毒主要是毒素引起肝脏细胞坏死，肝出血等病变。

　　临床表现：霉菌毒素引起的中毒，大多摄入了被霉菌污染的粮食、油料作物以及发酵食品。霉菌毒素的临床表现较为复杂，有急性中毒、慢性中毒以及致癌、致畸和致突变等。

　　预防措施：食品中的水分含量和环境、温度是影响霉菌生长与产毒的主要因素。因此，控制食品中的水分和食品贮存环境中的温度和湿度是防霉的主要措施。

　　②霉变甘蔗。

　　霉变甘蔗中的甘蔗节菱孢菌产生的3-硝基丙酸是一种嗜神经毒素，主要损害中枢神经系统。

　　人们食用了保存不当而霉变的甘蔗可引起食物中毒。霉变甘蔗的质地较软，瓤部的色泽比正常甘蔗深，一般呈浅棕色，闻之有霉味，其中含有大量的有毒真菌及其毒素，这些毒素对神经系统和消化系统有较大的损害（见图6-1）。霉变甘蔗中毒常发生于我国北方地区的初春季节，2—3月为发病高峰期，多见于儿童和青少

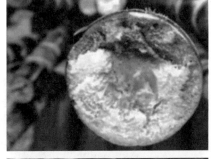
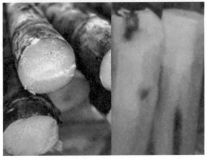

图6-1　霉变甘蔗

年，病情常较严重，甚至危及生命。

临床表现：潜伏期短，最短仅十几分钟，轻度中毒者的潜伏期较长，重度中毒者多在 2 小时内发病。中毒症状最初表现为一时性消化道功能紊乱，表现为恶心、呕吐、腹疼、腹泻、黑便，随后出现头昏、头痛和复视等神经系统症状。重者可发生阵发性抽搐，抽搐时四肢强直、屈曲内旋，手呈鸡爪状，眼球向上，偏侧凝视，瞳孔散大，继而进入昏迷状态，患者可死于呼吸衰竭，幸存者则留下严重的神经系统后遗症，导致终身残疾。

预防措施：加强宣传教育，教育学生不买、不吃霉变的甘蔗；严禁出售霉变的甘蔗。

③ 病毒。

● 甲肝病毒：甲型肝炎病毒是甲型肝炎的病原体，是以粪口途径传播的一种世界性传染病，全球每年的发病数在 200 万人以上。

临床表现：甲型肝炎为急性肝炎表现，一般不转为慢性。甲型肝炎病初，病人会出现疲乏无力、食欲减退，小便颜色加深的现象，有时伴有发热等症状，严重时出现皮肤及巩膜黄染。

预防措施：接种甲肝疫苗是预防甲型肝炎的最有效方法；讲究个人卫生，做到饭前便后勤洗手，防止病从口入；注意饮食卫生，做好食品卫生及餐具消毒工作，不饮生水，尤其是食用螺蛳、毛蚶等贝壳类易富集甲肝病毒的水产品时，食用前必须煮熟煮透。（见图 6-2）

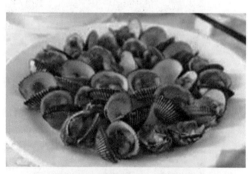

图 6-2　生食水产品有风险

● 诺如病毒：诺如病毒是人类非细菌性胃肠炎的主要病原体之一，与食物、水源等的污染造成的急性胃肠炎暴发密切相关。

诺如病毒可通过食物、饮水、生活接触、空气等途径传播，粪口途径是其主要传播方式，其次是直接接触传染，同时，在接触了被诺如病毒污染的水源、食物及由患者的粪便和呕吐物形成的气溶胶后也存在被感染的可能性。

临床表现：本病平均潜伏期为 12 ～ 48 小时，典型症状包括呕吐（≥ 50% 的病例）、腹泻、恶心、腹部绞痛、肌肉痛、低热等，持续 2 ～ 3 天，具有良好的自限性。但在 5 岁以下儿童、60 岁以上老年人以及免疫功能缺陷患者中可引起严重的疾病，导致脱水、休克甚至死亡。

预防措施：诺如病毒胃肠炎暴发已经成为学校和托幼机构重点防治传染病之一。为此，应在学校、托幼机构等单位开展有针对性的健康教育，提高人群防病意识，养成良好的个人卫生习惯。

（三）食源性寄生虫

食源性寄生虫病是指进食生鲜的或未经彻底煮熟的含有寄生虫卵或幼虫的食品而感染的疾病。常见的食物寄生虫主要有：

1. 华支睾吸虫

这是由华支睾吸虫寄生于人等哺乳动物肝胆管内引起的一种寄生虫病，又称肝吸虫病。该病为一种淡水鱼源性人兽共患寄生虫病，是当前我国流行最为严重的食源性寄生虫病，局部地区人群感染率达 23% 以上。

临床表现：能造成肝大，肝细胞萎缩坏死，纤维组织增生，继发肝硬化；食欲不振、腹胀、腹痛和间歇性腹泻；引起胆囊炎或胆结石；造成营养不良、贫血、血蛋白减少、水肿；导致学龄儿童发育不良，严重时可使学龄儿童患类侏儒症，另外它还是胆管上皮癌、原发性肝癌的诱因之一。

预防措施：加强宣传教育工作，注意个人卫生；不吃生的或不熟的鱼、虾；改进烹调方法和改变饮食习惯，使用切生、熟食物的刀、砧板、抹布及器皿应注意严格分开，防止交叉污染。

2. 卫氏并殖吸虫

卫氏并殖吸虫也称肺吸虫，肺吸虫是一种寄居于人体肺部的寄生虫，这类寄生虫多数依赖水生植物、动物进行生长繁殖，一旦肺吸虫进入人体，则会寄居于人体肺部、皮下、脑部等位置，产生肺吸虫病。

临床表现：因虫体寄生的部位不同而异，以胸、腹和脑的损害较为多见。肺吸虫如果进入人体大脑，则会导致头痛、恶心、癫痫、瘫痪、视力减退、头颈强直、失语等症状，有的还会引起失明，甚至还有可能导致生命危险。

预防措施：专家建议小龙虾、生牛肉、福寿螺等食品尽量少吃，如需食用必须烧熟煮透，不吃小龙虾的头部与腮部。

3. 绦虫

通过肉食品传播给人类的主要以猪囊尾蚴为常见。当人吃了未煮熟的、有绦虫囊尾蚴的猪肉后感染，囊尾蚴在人体小肠内吸收营养，迅速长成成虫。成虫为有钩绦虫或无钩绦虫，肉眼可见白色、绿豆大小、半透明的头节，由于囊虫散在猪肉中似米粒，所以感染囊虫的猪肉叫"米猪肉"。（见图6-3）

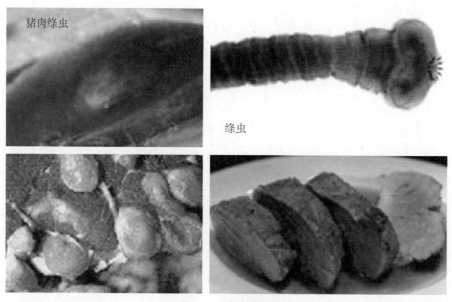

图 6-3　猪肉绦虫

人一旦感染，大多数会发生营养不良，因为绦虫在与人争抢食物中的营养。它们会在人体内游走，然后产卵，造成囊虫病，导致严重的健康问题。（见图6-4）

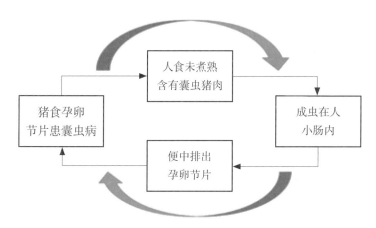

图6-4 猪肉绦虫在人体内的繁殖过程

临床表现：若囊尾蚴寄生于人体肌肉，则人感到酸痛，僵硬；如侵入眼中，可影响视力，甚至失明；如侵入脑内，则因脑组织受到压迫而出现神经症状，抽搐、癫痫、瘫痪等导致死亡。

预防措施：不食用生肉或半生不熟的肉；切肉的刀具、案板、抹布需及时清洗；生、熟肉分开放置，防止交叉污染。

4. 旋毛虫

旋毛虫病是由旋毛虫（见图6-5）引起的一种严重的人兽共患寄生虫病，是由于食入含囊包蚴的生或半生的猪肉而感染，发病人数中吃生肉者占90%以上。囊包蚴抵抗力强，能耐低温，猪肉中的囊包蚴在-15℃需储存20天才死亡，-12℃可活57天，70℃时

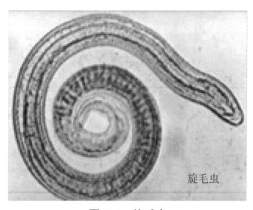

旋毛虫

图6-5 旋毛虫

很快死亡，在腐肉中能存活 2～3 个月。

临床表现：人患旋毛虫病分为肠型和肌型两种。肠型是成虫寄生于肠黏膜时引起，表现为肠炎，严重时出现带血性腹泻，病变包括肠炎、肠黏膜增厚、水肿、肠内容物黏液增多和黏膜瘀斑性出血，少见溃疡。幼虫进入肌肉，肌型症状表现为肌炎、发热和肌肉疼痛等，脸部尤其为眼睑水肿，食欲不振，显著消瘦。严重时多因呼吸肌、心肌和其他脏器的病变和毒素作用，引起心肌和呼吸的麻痹等导致死亡。

预防措施：加强食品安全宣传教育，不食生的或未煮熟的哺乳动物肉及肉制品；高温处理是杀灭旋毛虫最有效的方法。

第三节　食品化学性污染与预防

（一）农药

1. 腐霉利

腐霉利为二甲酰亚胺类杀菌剂，是一种广谱性杀菌剂，主要用于果树、蔬菜作物的灰霉病、菌核病、褐腐病防治。

有监测数据显示，近 3 年来，市售韭菜中腐霉利超标率为 23.2%。腐霉利可以在植物上蓄积，长期暴露可能对人体生殖系统等产生不良影响。

2. 毒死蜱与氟虫腈

毒死蜱是一种具有触杀、胃毒和熏蒸作用的有机磷杀虫剂。近年来，关于蔬菜中农药残留超标的报道屡见不鲜。有报道称，在不合格的 70 项次蔬果中，不合格检验项目共有 12 个，全部为农药，其中最主要的是毒死蜱，占不合格项次总数的 47.1%，并且从芹菜、菠菜、普通白菜、韭菜等多种蔬菜中均有检出。

农业农村部发布公告，自 2016 年 12 月 31 日起，禁止毒死蜱在蔬菜上使用。毒死蜱在土壤中残留期较长，长期暴露在含有毒死蜱的环境中，可能会导致神经毒性、生殖毒性，影响胚胎的生长发育，对消费者身体健康构成严重威胁。

氟虫腈是一种苯基吡唑类杀虫剂、杀虫谱广，对害虫以胃毒作用为主，兼有触杀和一定的内吸作用。氟虫腈常在豆类蔬菜和茄果类蔬菜中残留。氟虫腈对水生动物、家蚕、蜜蜂等都具有较强的毒性，对人体的神经、消化和循环系统等有毒副作用。

近些年的研究发现，如果人大量食用，可能导致肝功能、肾功能和甲状腺功能损伤，因此氟虫腈被世界卫生组织（WHO）列为"对人类有中度毒性"的化学品。

农药残留的控制措施：大力发展生物农药在蔬果生产过程中的使用比例；生产者应严格按照国家规定，科学使用农药；消费者可将蔬果浸泡 5 分钟再冲洗，或用淘米水浸泡；用 5% 的盐水洗菜；黄瓜、茄子等农药用得多的蔬菜削皮再吃；菜花、豆角、芹菜等洗净后再用开水烫几分钟，可使农药量下降 30%，再经高温烹调，就可以清除 90% 的农药。

（二）兽药

1. 诺氟沙星

诺氟沙星是一种广谱类杀菌剂。《中华人民共和国农业部公告 第 2292 号》中规定，在食品动物中停止使用诺氟沙星等兽药（在蜂蜜中不得检出）。摄入检出诺氟沙星的食品，可能会引起肠胃的不良反应，有可能影响未成年人的骨骼生长，延缓发育，甚至还可能会对肝肾造成损害，更甚者会危及人体安全。

2. 恩诺沙星（以恩诺沙星与环丙沙星之和计）

恩诺沙星为广谱杀菌药，可作为动物用药品。依据农业部公告第 235 号《动物性食品中兽药最高残留限量》的规定，恩诺沙星在猪肉、鸡肉和水产品中最高限值均为 100 μg/kg，鸡蛋中为不得检出。监测发现，一些鸡肉、鸡蛋均超过限量要求。出现不合格主要是因为在鸡类和产蛋鸡养殖过程中，养殖户存在药物过量使用和休药期用药的情况。

摄入恩诺沙星超标的食品，可能会引起头晕、头痛、睡眠不良、胃肠道刺激或不适等症状，甚至还可能引起肝损害。

3. 甲硝唑

2002 年农业部第 235 号公告附录 3 中规定，甲硝唑允许作治疗用，但不得在动物性食品中检出。甲硝唑引起的不良反应为恶心和呕吐等消化道症状，对循环系统和中枢神经系统也有影响，最严重的不良反应为癫痫发作和周围神经病变。在监测的 52 份鸡蛋中，有 13 份检出甲硝唑，其中 1 份残留量高达 661 μg/kg。

兽药残留的控制措施：加强对养殖单位及个人进行宣传培训，严禁使用国家禁用的兽药；允许使用的兽药要严格遵守国家有关标准和规定中的用法、用量和休药期；加强监管，提高养殖人员的食品安全意识，降低动物源性食品的食用安全风险。

4. 瘦肉精

国家明令禁止在食品中使用的瘦肉精（包括克仑特罗、莱克多巴胺及沙丁胺醇），是一种肾上腺类神经兴奋剂。部分不法商贩为了牟求私利，将一定量的瘦肉精添加到饲料中，可提高猪的瘦肉率，致使生鲜肉中被检出瘦肉精。食用含有"瘦肉精"的食品对心脏病、高血压患者、老年人的健康危害极大。

（三）重金属

1. 镉

镉是最常见的重金属元素污染物之一，摄入含镉污染的食品，将会损害人体肝肾功能，抑制蛋白质和酶活性，不利于营养物质吸收，甚至具有致畸和致癌作用，严重威胁人类的健康。山东廊坊疾病预防控制中心曾对市售的梭子蟹进行镉含量检测，平均含量达到 1.06 mg/kg，整蟹镉含量超标率达到 73.1%，不同部位镉含量表现为：蟹黄＞蟹膏＞胸肌＞腿肌；其中腿肌未发现镉超标现象，蟹黄镉超标率达到 93.3%，最高超标近 33 倍；同一蟹体中的镉含量，蟹黄与腿肌最高相差 233 倍。结果显示：市售的梭子蟹蟹黄、蟹膏中镉含量超标严重，存在一定安全风险，应谨慎食用。海水虾和海水蟹的不合格原因主要是镉超标。违规使用兽药和镉污染是当前我国水产品的主要食品安全风险。

2. 铅

铅是稳定的较难降解的污染物，是一种慢性和积累性重金属。

人体摄入铅含量超标的食品，铅会蓄积在体内，影响神经系统、智力发育等，尤其会对儿童造成智力发育障碍和表现行为异常。还可对造血系统造成损害，引起贫血及溶血性贫血；对肾脏造成损害表现为急性和慢性铅中毒引起的肾病，慢性铅中毒最后造成肾衰竭；严重者还会致畸、致突变、致癌。

重金属的控制措施：废水废渣等应经无害化处理后再排放；对食品加工生产企业所加工的原材料进行检验，严把原料第一关，在加工、储藏、运输等过程中杜绝重金属污染。

（四）其他

1. 多环芳烃化合物

多环芳烃（PAHs）是一大类具有毒性的环境污染物和食品加工污染物，是食物在煎炸、烤制和烟熏等烹饪过程中产生的一组有害化合物，具有强烈的致癌性和诱变性，长期摄入这些食物对人类健康造成潜在的威胁。食物在煎炸、烟熏、烧烤等烹饪加工过程中，都可能导致多环芳烃的产生。

苯并芘是一种具有强致癌作用的多环芳烃类化合物。研究发现，苯并芘不仅易使皮肤癌变，而且对机体的食道、肺、肝、胃、肠等多脏器都可产生致癌性、致病性。苯并芘的毒性超过黄曲霉毒素，不仅是多环芳烃类中毒性最大的一种，而且也是所占比例较高的一种，约占环境中全部致癌多环芳烃类化合物的1/5。动物性实验研究表明，多环芳烃特别是3，4-苯并芘与动物和人类的肺癌有一定关系，是导致肺癌的病源。

控制措施：对烧、烤、烘制品的使用燃料与加工工艺进行改革；改变不合理的熏烤、煎炸条件，如熏烤时避免炭火与食品直接接触；煎炸食品控制油温不超过200℃，并尽量缩短受热时间；平时少吃或不吃直接或高温熏烤、煎炸的食品，都将会进一步降低或避免食品中多环芳烃对人体的危害。

2. 杂环胺

杂环胺是食品在加热温度较高（如煎炸、烧烤、烘烤等烹调方法）的过程中生成的一种可能致癌的物质，主要存在于含蛋白质丰富的鱼、肉类食品中，研究表明，当肉类与明火接触进行熟制后，脂肪会分解，滴落在火源上，形成杂环胺；熟肉制品是原料肉经过热加工处理制作而成的，既含有杂环胺形成所需要的前体物质，又具备形成杂环胺的温度等条件。已有研究证实，在腌腊肉制品、酱卤肉制品、熏烧焙烤肉制品、干肉制品、油炸肉制品、肠类肉制品及火腿肉制品等 34 种肉制品中均有杂环胺检出。

健康危害：杂环胺是熟肉制品中常见的致癌物和致突变物。流行病学研究表明，杂环胺会增加直肠癌、食道癌、帕金森症等疾病的患病风险。

控制措施：加强宣传教育，少吃煎炸、烧烤、烘烤等富含蛋白质的食物；尽量避免原料肉直接暴露于干热和高温中，采用较为温和的热处理类型，控制反复加工的次数；肉食品在加工中需要考虑加热时间、温度及加热方式；糖类、氨基酸、肌酸（肌酸酐）等是杂环胺形成的重要前体物质，控制其种类和含量可以起到减少杂环胺的生成的作用；肉食品在加工过程中添加抗氧化剂、硫化物和其他天然提取物等可以抑制杂环胺的形成。

3. N-亚硝基化合物

N-亚硝基化合物是广泛存在于熏肉（鱼）、烟草、腌菜、啤酒等食品中的一类强烈化学致癌物质。为了提高瓜果蔬菜的产量，人们经常使用氮肥，致使瓜果蔬菜中高的硝酸根离子残留，这些残留的硝酸根离子通过食物链进入人体后，被转化为亚硝酸盐，成为人体内源 N-亚硝基化合物合成的前体物质。

N-亚硝基化合物主要来源于动物性食物或蔬菜中的硝酸盐和亚硝酸盐。其中，蔬菜是硝酸盐的主要来源，萝卜、大白菜、芹菜、菠菜等蔬菜中含有较多的硝酸盐。亚硝酸盐主要存在于腌菜、泡菜及添加硝的香肠、火腿中。仲胺、酰胺主要来自动物性食品，如肉、鱼、虾等的蛋白质分解物，尤其当这些食品腐败变质时，仲胺等会大量增加。

在大气、水体、土壤、鱼、肉、蔬菜、谷类及烟草中均发现存在多种 N-亚硝基化合物，它们主要经消化道进入体内，属高毒。急性毒性表现为头晕、乏力、肝脏肿大、腹水、黄疸及肝脏病变。

控制措施：最大限度地降低硝酸盐的使用量，甚至找到完全替代硝盐作用的措施。

4. 亚硝酸盐

亚硝酸盐是一种优质的发色剂，其外观及滋味都与食盐相似，不仅能使制品呈现良好的色泽，增加人的食欲，还具有防腐和增强风味的作用，所以，它广泛地被应用于食品加工过程中。

在植物界，硝酸盐在细菌的作用下，还原成亚硝酸盐；在日常生活中，亚硝酸盐主要存在于肉类制品中，出于改善风味、防腐、巩固肉质颜色的需要，人为地添加亚硝酸盐。在食物腌制过程中，亚硝酸盐的浓度在最初的 2～4 天开始增加，在第 9 天开始减少，在第 7～8 天浓度最高；腐烂变质的叶类蔬菜亚硝酸盐含量明显增高，腐烂程度越高，亚硝酸盐含量越高。

健康危害：过量添加或是食用含亚硝酸盐的食物会对人体健康造成威胁，使人急性中毒。中毒表现为头晕、头痛、乏力、胸闷、心跳加速、嗜睡或烦躁不安、呼吸困难，亦可有恶心、呕吐、腹胀、腹疼、腹泻等症状。皮肤青紫是该病的特征，尤以口唇青紫最为普遍，几乎每个病人都有此症状，严重的病人眼结膜、颜面、手、舌及全身皮肤呈紫黑色，抽出的血液亦呈深棕色，在空气中振摇后亦不变为鲜红色，且呼吸极度困难，昏迷不醒，并出现痉挛、血压下降、休克、心律失常、大小便失禁等症状，高铁血红蛋白往往超过 50%，亦可发生循环衰竭及肺水肿，最后因呼吸麻痹而死亡。

控制措施：认识亚硝酸盐；正确使用亚硝酸盐；正确食用含亚硝酸盐的食物；蔬菜本身含有亚硝酸盐，当其变质后，亚硝酸盐的含量会增加，所以，我们不要食用腐烂变质蔬菜，以减少亚硝酸盐的摄入量；不吃隔夜菜；少吃腌菜酸菜等腌制产品。

第四节　食品物理性污染与预防

（一）食品中杂物的污染

食品中外来异物有砂石、金属、玻璃、草木、毛发、小昆虫、纤维、木屑、橡皮筋等本种食品以外的物品。本身的异物包括原材料或产品固有的异物，所有不能被消费者接受的产品自身异物，比如硬刺、黑木耳中的木耳根等。

来源：原辅料或包装物处理不当带入；加工器具破损、清洗混入；加工人员带入；加工环境不良造成的异物混入；操作不规范等。

健康危害：如破伤皮肉、伤牙或损伤消化道（穿孔），硬塑料可能硌坏食者的牙齿，划伤或卡伤食者口腔和喉咙，并且可能造成感染。含有过敏性蛋白的食品（如花生、甲壳类的产品）混到产品中，或沾有乳品或鸡蛋配料异杂物，这个异杂物引起过敏源的载体作用，可对某些过敏的消费者构成健康威胁。

控制措施：建立各岗位的食品异杂物管理和控制措施，从食品中异杂物的来源——原辅料、机械设备、人员、环境，即生产配料、包装材料、加工设备、人员、生产车间等环境卫生（包括虫害控制）等方面。

（二）食品中掺杂掺假

食品掺杂掺假、假冒伪劣等行为都属于食品欺诈，也被称为经济利益驱动型掺假（Economically Motivated Adulteration，EMA）。当前有少数不法商贩为牟取暴利在食品中掺杂掺假，甚至掺入有毒有害物质，损害消费者权益，危害人民健康。我国"三聚氰胺"事件、欧洲"马肉事件"等一系列受经济利益驱使的掺假事件的爆发，给公众健康和国际贸易带来了严重的危害。

研究发现，经济利益驱动型掺假涉及的产品类别广泛，包括水产品、乳制品、肉制品、饮料、调味品等，事件的掺假类型包括替代、稀释、添加未经批准物质、假冒产品、标签错误、产地冒充等。

健康危害：大米掺入矿物油可起到抛光的作用，但是矿物油内所含多环芳烃、苯并芘、荧光物、硫及重金属，不仅可以引起食源性疾患，还能对人体造成潜在危害；奶粉掺入三聚氰胺可引起肾脏与膀胱的损害，导致产生结石；面粉中掺入增白剂不仅会破坏其中的维生素而导致口角炎、神经炎、角膜炎等疾病，还会对健康造成其他的危害，如过氧化苯甲酸水解后生成苯甲酸，过量摄入对肝脏有害，严重者可引起牙龈出血、皮肤紫斑等。

控制措施：严格执行《中华人民共和国食品安全法》第三十四条规定，禁止生产经营掺假掺杂或者感官性状异常的食品、食品添加剂，违者按照食品安全法第一百二十四条规定，生产经营掺假掺杂或者感官性状异常的食品、食品添加剂者应受到惩处措施；我国《食品安全国家标准食品添加剂使用标准》（GB2760—2014）对食品添加剂的使用有明确的规定。因此，必须合理和规范使用食品添加剂，不可超范围、超限量使用。

（三）其他

1. 甲醛次硫酸氢钠 [吊白块]

食品中掺入非食用物质，如一些不法商贩为使产品增白，在米粉、面粉、腐竹等食品中添加甲醛次硫酸氢钠（吊白块）。吊白块是国家禁止使用的化学物质，它可分解产生甲醛，误食后的急性中毒表现为打喷嚏、咳嗽、视线模糊、头晕、头痛、乏力、口腔黏膜糜烂、上腹部痛、呕吐等，病情加重时还会出现声音嘶哑、胸痛、呼吸困难等，严重时会出现喉水肿及窒息、肺气肿、昏迷、休克，长期食用添加吊白块的食品易引发癌症。有资料显示，人体直接摄入 10 g 吊白块就可致人死亡。

2. 碱性橙 II

食品添加剂柠檬黄、日落黄等染色剂在对食品浸泡的过程中很容易褪色，而碱性橙 II 比其他水溶性染料更易于在食品上染色且不易褪色，很诱惑人。所以，一些不法分子在辣椒制品中添加碱性橙Ⅱ，这是一种工业染料，过量摄取、吸入以及皮肤接触该物质均会造成急性和慢性的中毒。

碱性橙Ⅱ和苏丹红一样，对人体的神经系统和膀胱等会有致癌作用。

参考文献

［1］孙长颢.营养与食品卫生学［M］.7版.北京：人民卫生出版社，2013.

［2］余顺章.甲型肝炎流行促进了"大卫生"的诞生［J］.上海预防医学，2017，29：1.

［3］谭昭麟.甲肝病毒与甲型肝炎［J］.食品与健康，2019：4.

［4］刘秋爽.诺如病毒的病原学、流行病学、治疗与预防［J］.医疗装备，2018，31（3）：203-204.

［5］周弘璐，谭明，汪萱怡.诺如病毒的致病机制及诊断［J］.微生物与感染，2019，14（5）：303.

［6］吴忠道，黄艳，宋兰桂.我国人体寄生虫病防治的新挑战：食源性寄生虫病的防治［J］.中国热带医学，2019，19（1）：1-3.

［7］陈万光，汪小将.几种与水产动物有关的人体寄生虫病流行及防治［J］.安徽农业科学，2007，35（4）：1040-1041.

［8］艾琳，陈木新，张永年.中国卫氏并殖吸虫分子鉴定和遗传进化的研究概况［J］.国际医学寄生虫病杂志，2015，42（2）：104-105.

［9］郑家三，鲁明福，王洪斌，等.寄生虫性人畜共患病之猪的旋毛虫病［J］.动物科学与动物医学，2005，10：36.

［10］张旭晟，高阳光，彭少杰.韭菜中农药腐霉利残留的膳食暴露风险评估［J］.食品安全质量检测学报，2019，10（10）：3114-3119.

［11］吕冰峰，刘敏，邢书霞.2018年蔬菜国家食品安全监督抽检结果分析［J］.食品安全质量检测学报，2019，10（17）：5715-5721.

［12］周琼，鄢祎.芹菜中毒死蜱高残留原因探析［J］.农业与技术，2019，39（17）：65.

［13］王靖文，牛琳琳，雷壮，等.氟虫腈检测方法研究进展［J］.动物医学进展，2019，40（6）：97-101.

［14］惠媛，张丽.蔬菜中农药残留的危害及预防措施［J］.食品科学，2017，18（27）：45.

［15］白云岗，高志斌，赵培贺，等.常见动物源性食品中兽药残留监测结果分析［J］.食品研究与开发，2019，40（17）：183-186.

［16］王艳莉，郭宝福，祝白春.2013—2017年南京市动物性食品中兽药及禁用药物污染及膳食安全性评估［J］.职业与健康，2018，34（20）：2785-2788.

［17］吕冰峰，刘敏，邢书霞.2018年水产品国家食品安全监督抽检结果分析［J］.食品安全质量检测学报，2019，10（17）：5699-5704.

［18］姜培珍.食源性疾病与健康［M］.北京：化学工业出版社，2006.

［19］张鑫，孙慧娟，邱廷华.浅谈食品中重金属的危害及应对措施［J］.山东化工，2015，40（13）：167-168.

［20］陆红梅，章海凤.烹饪食品中多环芳烃的污染及控制［J］.扬州大学烹饪学报，2008（2）：40-42.

［21］王广峰.苯并芘对人体的危害和食品中苯并芘的来源及防控［J］.菏泽学院学报，2014，36（2）：66-70.

［22］陈蓓，阮丽萍，李放，等.2015—2017年江苏省食品中多环芳烃污染状况的调查分析［J］.食品安全质量检测学报，2018，9（24）：6569-6575.

［23］史云娇，朱云龙，汤纯.食品加工中多环芳烃化合物的产生与控制［J］.食品药品安全与医疗设备管理，2017，4（23）：369.

［24］张玉霞，周亚军，李圣桡.熟肉制品中杂环胺的形成与抑制研究进展［J］.肉类研究，2019，33（8）：65.

［25］赵思俊，李雪莲，孙晓亮，等.N-亚硝基化合物的危害及其检测方法［J］.中国动物检疫，2016，33（1）：52-56.

［26］蔡鲁峰，李娜，杜莎，等.N-亚硝基化合物的危害及其在体内外合成和抑制的研究进展［J］.食品科学，2016，5：271-275.

［27］罗联钰.食品企业的异杂物来源分析及预防措施探讨［J］.农产品加工，2017，2：58-62.

［28］李丹，王守伟，臧明伍，等.国内外经济利益驱动型食品掺假防控体系研究进展［J］.食品科学，2018，39（1）：320.

［29］毛伟峰，宋雁.食品中常见甜味剂使用方面存在的主要问题及危害［J］.食品科学技术学报，2018，36（6）：12.

［30］刘宗梅.浅析"吊白块"的危害与治理［J］.贵州工业大学学报（自然科学版），2008，37（6）：38.

［31］王立娜.非食用物质违法使用情况分析［J］.品牌与标准化，2012，2：24.

第七章

学校食品安全管理和食品安全突发事件

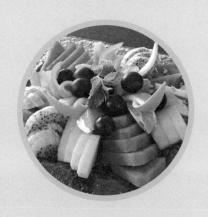

第一节　学校食品安全管理

（一）你了解我们每天吃饭的学校食堂吗？

学校食堂为在校的学生和教职工提供就餐服务，具有相对独立的原料存放、食品加工制作、食品供应及就餐的空间。

有资质的供餐单位可以根据学校的订购要求，集中加工、分送食品，但不提供就餐场所。

在学校食堂中从事食品采购、加工制作、供餐、餐饮具清洗消毒等与餐饮服务有关的工作人员叫作食品安全从业人员。

（二）学校为我们的午餐把关

学校的食品安全实行校长负责制。

学校按照食品安全法律法规规定和健康中国战略要求，建立健全相关制度，落实校园食品安全责任，开展食品安全与营养健康的宣传。

学校坚持公益便利原则，围绕食品采购、贮存、加工、配送、供餐等关键环节，健全学校食品安全风险防控体系，保障食品安全，促进营养健康。

（三）学校食品安全的管理

1. 校长和老师会陪学生一起用餐

学校建立了集中用餐陪餐制度。每餐都有学校相关负责人与学生共同用餐，做好陪餐记录，及时发现和解决我们用餐过程中存在的问题。

2. 学校一般不得设置小卖部

校内一般不得设置小卖部、超市等食品经营场所。如果有住校的学生，有必要设置的，应当依法取得许可，并避免售卖高盐、高糖及高脂食品。

3. 学校里可以看到的食品安全信息

在校园或者食堂的公示栏里，可以看到每周学生餐的带量食谱和营养素供给量。

学校建立了集中用餐信息公开制度，利用公共信息平台（如公众号、网站等）及时向师生、家长公开食品进货来源、供餐单位等信息。

4.学校的食品安全，人人有责

学校有畅通的食品安全投诉渠道，听取师生家长对食堂、外购食品以及其他有关食品安全的意见、建议。

学校会组织师生家长代表（主要是家委会）参与食品安全与营养健康的管理和监督。

学校在食品采购、食堂管理、供餐单位选择等涉及学校集中用餐的重大事项上，会听取家长委员会或者学生代表大会、教职工代表大会的意见，保障师生家长的知情权、参与权、选择权、监督权。

5.食堂应具备的资质和注意事项

（1）食品经营许可证。

食堂依法取得的食品经营许可证，需悬挂或者摆放在食堂的显著位置。

食堂要严格按照食品经营许可证载明的经营项目进行经营，不可以制售冷荤类食品、生食类食品、裱花蛋糕。

（2）食堂的从业人员要进行如下健康管理和培训：① 从事接触直接入口食品工作的从业人员要每年进行健康检查，取得健康证明后方可上岗工作，必要时要进行临时健康检查。患有有碍食品安全疾病的人员，不得从事接触直接入口食品的工作。② 食堂从业人员的健康证明要在学校食堂的显著位置进行公示。③ 食堂从业人员应当养成良好的个人卫生习惯。

除此之外，食堂从业人员应做到：① 加工操作直接入口的食品前要洗手消毒。② 进入工作岗位前要穿戴清洁的工作衣帽。③ 不得在食堂内吸烟。

（3）不能加工和使用的食品有：① 四季豆、鲜黄花菜、野生蘑菇、发芽土豆等高风险食品；② 超过保质期的食品、食品添加剂；③ 腐败变质、油脂酸败、霉变生虫、污秽不洁、混有异物、掺假掺杂或者感官性状异常的食品；④ 未按规定进行检疫或者检疫不合格的肉类或肉制品；⑤ 不符合食品安全标准的食品原料、食品添加剂以及消毒剂、洗涤剂等食品相关产品。

（4）学校食堂应该具有以下硬件设施。

① 根据所经营的食品品种、数量、供餐人数，配备相应的设施设备，并配备消毒、更衣、盥洗、采光、照明、通风、防腐、防尘、防蝇、防鼠、防虫、洗涤以及处理废水、存放垃圾和废弃物的设备或者设施；② 就餐区或者就餐区附近应当设置供用餐者清洗手部以及餐具、饮具的用水设施；③ 食品加工、贮存、陈列、转运等设施设备应当定期维护、清洗、消毒，保温设施及冷藏冷冻设施应当定期清洗、校验；④ 具有与所经营的食品品种、数量、供餐人数相适应的场所并保持环境整洁，与有毒、有害场所以及其他污染源保持规定的距离。

（5）采购食品及原料的注意事项。

采购食品及原料应当遵循安全、健康、符合营养需要的原则。按照国际惯例或者民族习惯需要，提供的食品应当符合食品安全要求。学校外购食品时，应当索取相关凭证，查验产品包装标签，查看生产日期、保质期和保存条件。对于不能即时分发的食品，应当按照保证食品安全的要求贮存。

（6）食堂提供的食品要安全、可追溯。

目前上海市教育系统鼓励食堂采用阳光午餐平台采集、留存食品经营信息。

（7）明厨亮灶，食品安全看得见。

食堂优先在食品库房、烹饪间、备餐间、专间、留样间、餐具饮具清洗消毒间等重点场所实现视频监控全覆盖。

我们可以通过视频或者透明玻璃窗、玻璃墙等方式，看到食品加工的全过程。互联网的广泛应用，可以帮助我们加强对食品来源、采购、加工制作全过程的监督。

（8）食堂要对每餐次加工制作的每种食品成品进行留样。

① 每个品种留样量要满足检验需要，不得少于 125 g，要记录留样食品名称、留样量、留样时间、留样人员等；② 留样食品应当由专柜冷藏保存 48 小时以上。

（9）科学管理食堂仓库。

按照保证食品安全的要求贮存食品，做到通风换气、分区分架分类、离墙离地存放、防蝇防鼠防虫设施完好，及时清理变质或者超过保质期的食品：① 贮存散装食品时，应当在贮存位置标明食品的名称、生产日期或者生产批号、保质期、生产者名称以及联系方式等内容。用于保存食品的冷藏冷冻设备，应当贴有标识，原料、半成品和成品应当分柜存放。② 食品库房不得存放有毒、有害物品。

（10）烹饪后的食品食用有讲究。

学校食堂制作的食品在烹饪后应当尽量当餐用完，需要熟制的食品应当烧熟煮透。

需要再次食用的食品，应当按照相关规范采取热藏或者冷藏方式存放。在确认没有腐败变质的情况下，对需要加热的食品经高温彻底加热后食用。

（11）食物原料加工及餐具清洗消毒。

动物性食品、植物性食品、水产品原料加工、接触半成品或者成品食品等的容器、工具应当从形状、材质、颜色、标识上明显区分，做到分开使用、固定存放、用后洗净并保持清洁。

学校食堂的餐具、饮具和盛放或者接触直接入口食品的容器、工具，使用前应当洗净、消毒。

（12）食堂产生的餐厨废弃物应当在每餐后及时清除，并按照环保要求分类处理。

食堂应当设置专门的餐厨废弃物收集设施并明显标识，按照规定收集、存放餐厨废弃物，建立相关制度及台账，按照规定交由符合要求的生活垃圾运输单位或者餐厨垃圾处理单位处理。

（13）学校应当参加食品安全责任保险。

（四）学校以外的食品安全，我们也在关注

1. 不食用野生动物

野生动物与养殖的畜禽类动物完全不一样，其是在抵抗外敌、预防疾

病和生存繁衍中进化发展的，皮厚肉糙、腿骨强健、体毛茂盛，还很容易成为各种病毒、细菌、寄生虫、真菌等病原体寄生的宿主。因此，野生动物不可能也不应该成为人类营养素的来源。如果说吃野生动物是为了"炫耀、尝鲜、摆阔、从众"等都是误区的话，那认为其"营养滋补、强身健体、延年益寿和长生不老"就更是一种盲区了。

在野生动物被捕杀、运输、销售、屠宰和加工等过程中，所有与野生动物接触的人都有可能被感染其携带的病毒、病菌，然后将这种病毒、病菌传给他人。研究人员已经在果子狸和蝙蝠等野生动物的体内发现 2002 年冬季至 2003 年流行的 SARS 冠状病毒。又如旱獭（俗称土拨鼠）携带鼠疫杆菌，会通过跳蚤叮咬感染人类。旱獭生性胆小，远离人类，一般不会造成危害，但人如果主动袭击、捕猎、剥食旱獭，就会引起肺鼠疫在人群中的爆发。常被人食用的野生动物主要有竹鼠、果子狸、蝙蝠、旱獭、貉、獾、活蝎子、狐狸、活狼崽、刺猬、斑鸠、野兔、野鸭等。

为了保护自己、家人和他人，对野生动物要做到"不碰、不买、不吃"，不要去有野生动物的集贸市场等有风险的场所。彻底切断传染源，有效阻止传播途径，这样就能做到自我保护，远离危害。

2. 不食用校园周围的不洁食品——"五毛食品"

"五毛食品"指在学生中间流行的以辣条为主的零食，包括果脯、饮料、膨化食品等，味道以甜和辣为主，价格大多在 5 毛至 1 元之间。这些小食品原料大多以面粉为主，分调味面制品和膨化制品两大类，大多是由膨松剂、着色剂、保鲜剂、稳定剂、护色剂、甜味剂、防腐剂、增稠剂、防晒剂、调味剂等生产出来的，一般都是高油、高糖、高盐，甚至存在添加剂超标等问题，而且这些食品存在包装粗糙、标识字迹小难以辨认、包装标识字迹颜色与包装颜色相近难以辨认等问题。

学生应该如何对待"五毛食品"呢？

① 要正确认识"五毛食品"对身体的危害性。调味剂食用过多会影响自身健康成长，还容易造成饱胀感，影响正常进餐摄取营养，所以要杜绝食用。② 当发现"五毛食品"时，要主动向监管部门进行举报。

3. 外出就餐看 "笑脸"

在上海的餐馆就餐时，应该找有 "食品安全监督公示牌" 的餐馆就餐，公示牌显示绿色笑脸，代表餐馆的卫生状况良好，可安心就餐。

当遇到食品安全问题时，可拨打全国统一投诉举报热线 "12315" 进行投诉举报。

第二节　食品安全事件的调查与处置

（一）了解食品安全事件

1. 食物中毒可能就在身边

（1）食物中毒是一种最常见的食源性疾病。

食物中毒是因为摄入含有生物性、化学性有毒有害物质的食品或把有毒有害物质当作食品。常见的引起食物中毒的食品主要有以下几种。

① 被致病菌（细菌或真菌）和（或）毒素污染的食品：家禽、家畜等肉类食品及蛋类易被沙门菌污染；副溶血性弧菌污染主要由食用鱼类、贝类等海产品引起；被单核细胞增生李斯特菌污染的食品主要有肉制品和速冻米面食品；霉变的甘蔗、花生或玉米主要是因为被产毒真菌污染。

② 被有毒化学品污染的食品包括被有毒金属、农兽药污染的食物以及被当作食品误用的甲醇、亚硝酸盐等。这类食物中毒一旦发生，死亡率极高。不法商贩在加工食品时，使用低劣的加工原料或添加非实用性物质，也可造成严重的食物中毒事故。

③ 外观与食物相似而本身含有有毒成分的物质。河豚、生鱼胆等动物体内含有某些毒素，在加工、烹调时如果没有将其清除或破坏，吃后就会中毒；毒蘑菇不易识别，在春夏季常有误食用事件发生。

④ 在贮存过程中产生有毒物质的食品，如发芽的马铃薯、霉变的粮食、四季豆，中毒主要是因为储藏或烹饪方法不对。

食物中毒是非传染性的急性、亚急性疾病。

（2）什么样的食源性疾病不是食物中毒？

① 暴饮暴食而引起的急性胃肠炎。

② 食源性肠道传染病（如伤寒、诺如等）和寄生虫病（如旋毛虫）。

③ 因一次大量或长期少量多次摄入某些有毒、有害物质而引起的慢性疾病。

（3）发生食物中毒后，都有哪些症状？

① 潜伏期短：一般食用食物后几分钟到几个小时发病。

② 胃肠道症状：腹泻、腹痛，有的伴随呕吐、发热。

③ 发病与吃过的某种食物有关：所有发病的病人都食用相同的食物；食物中毒波及的范围与污染食物供应的范围是一致的；停止污染食物供应后，病人范围扩大即告终止；人与人无传染。

2. 该如何做好食物中毒的预防

（1）要保持清洁。

餐前便后要洗手已众所周知。除此之外，在做饭之前和过程中也需要注意洗手，尤其是生熟食品交替处理的过程中。厨房用具要保持清洁，如碗筷、筷子盒、刀、砧板、抹布的卫生要特别注意。厨房和储存食物的地方要注意防虫防鼠，饲养的宠物不要到厨房玩耍。

（2）要生熟分开。

"熟"指切完了直接吃的食物，比如拌黄瓜、酱牛肉；"生"是指切完了还要经过加热处理的食物。生熟分开就是要避免"生"食上可能携带的细菌污染到"熟"食上。这里的分开不仅仅是指生熟食品不要接触，也表示它们所用的砧板、刀具、器皿也要分开。

（3）要烧熟煮透。

中国人吃饭很讲究口味口感，很多菜用爆炒来获得嫩滑的口感，但是这也给了致病菌机会，尤其是肉、蛋、奶等高蛋白食品，特别容易受到致病菌污染。还有些人喜欢生吃水产品，就特别容易感染寄生虫。烧熟煮透的一般原则是煮开 10～15 分钟，如果是大块肉，时间还需要长一点。

（4）要保持安全温度。

绝大多数致病微生物喜欢与人体相似的室温环境，高于 70℃ 或低于

5℃，它们就难以生长繁殖，甚至有些会死亡。对于一般家庭，食物保存在 70℃ 以上不现实，主要还是低温存放。室温下细菌繁殖很快，因此，要尽快使食物冷却并放入冰箱冷藏，但是冰箱也不是保险箱，还有少数细菌能生长，比如李斯特菌，所以冰箱里取出的食物也需要彻底加热后再吃。

（5）要吃好的食材。

食物原料要安全，要用清洁的自来水冲洗果蔬，购买的食材要新鲜，一次不要买太多食物，过了保质期的食物不要再吃，已经部分变质的食材也不要吃。

3. 诺如病毒感染不是食物中毒

有些人在寒冷的冬季并未着凉也容易腹泻，这是为什么呢？

其实，冬季腹泻可能是由于感染了诺如病毒。

诺如病毒又称诺瓦克病毒，是上海市民在寒冷季节感染性腹泻的主要病因之一。人体感染后发病较急，以呕吐、腹泻等症状为主。恢复后一般无后遗症。

诺如病毒可通过被污染的食品、饮用水、人体密切接触等途径传播，也可因病人呕吐物、排泄物处理不当使病毒播散至空气中而传播，因而特别容易在学校集中暴发。

如何防控诺如病毒感染性腹泻？

① 饭前便后勤洗手，注意个人清洁卫生。

② 生熟食物分开，避免交叉污染。

③ 食物彻底加热烧熟，不食用生食。

④ 餐具和接触即食食品的工具、用具要清洗消毒。

⑤ 病人的呕吐物、排泄物要及时掩闭覆盖，病人吐泻物和接触的场所物品要严格消毒，并开窗通风。

⑥ 病人应及时就诊并隔离，症状消失 72 小时后才可以与外界接触。

⑦ 照顾病人时应戴口罩，餐具要分开使用。

4. 发生食品安全事件时，我们该怎么办？

目前学校已经建立集中用餐食品安全应急管理和突发事故报告制度，

制定了食品安全事故处置方案。当学生中多人出现腹痛、腹泻等症状，疑似发生食品安全事故时，我们应当：① 停止食用餐食，立刻向班主任老师汇报，老师会即刻向学校汇报采取措施；② 积极配合医疗机构进行救治；③ 配合现场调查，尽可能地回忆吃过的所有食品并将怀疑有问题的食品告诉调查人员。

（二）案例

【案例 1】广东省东莞市蒙田幼儿园食品安全事件

2019 年 9 月 21 日（星期六），广东省凤岗镇疾控中心接到该镇蒙田幼儿园报告：陆续有家长反映孩子出现不适，疑似食物中毒。

该幼儿园位于东莞凤岗镇，但因毗邻深圳龙岗区，故有不少孩子来自深圳。

凤岗镇第一时间向东莞市政府报告，东莞市卫生健康局会同市场监管、教育、公安等部门立刻介入，迅速启动了突发公共卫生事件应急预案，组成医疗救治、事件调查、家属安抚等工作小组，分赴医院和幼儿园开展患儿救治和事件调查处置工作，事件调查及善后工作有序进行。

截至 9 月 22 日下午 4 时，共有 254 人（东莞 46 人，深圳 208 人）检查就诊，其中幼儿 242 人，教职工及家属 12 人；住院及留院观察 100 人（东莞 40 人，深圳 60 人），无死亡病例，无病危病例。东莞市疾控中心会同市场监管部门对幼儿园留样食品进行封存和检验。

根据事件发生经过以及所掌握的病例的进食史、临床表现、流行病学调查、实验室初步检测结果，市疾控中心调查认为，此事件为一起沙门氏菌引起的食源性疾病暴发事件，中毒餐次为 9 月 20 日蒙田幼儿园饭堂制作的午点，中毒食物为午点的三明治。

东莞市市场监管部门对蒙田幼儿园饭堂未落实食品主体责任要求、涉嫌经营不符合食品安全标准食品的行为进行立案，并将案件移交公安机关。9 月 24 日晚，东莞市公安机关依法刑事拘留了涉案的 3 名犯罪嫌疑人。（来源：东莞市场监管微信公众号）

【案例2】上海市民办中芯学校霉变番茄食品安全事件

2018年10月20日上午，上海市浦东新区市场监管局发布通告称：10月19日20时接12331热线转来举报，反映中芯学校青桐校区食堂存在蔬菜发霉、厨房环境脏乱等食品安全问题。经查，该校食堂由上海怡乐食食品科技有限公司承担日常食品经营。执法人员19日晚现场检查时发现，该校食堂蔬菜筐内的西红柿存在发霉现象，冰箱内存放的半成品加工日期标注为10月20日，厨房内部分调味品及半成品超过标注的保存期限。浦东新区市场监管局责令校方立即停止原承包商供餐，并对全区所有学校食堂开展专项检查。

10月23日凌晨，上海市食药监局责令涉事企业上海怡乐食食品科技有限公司停止供餐服务，对其立案调查；上海怡乐食的母公司康帕斯（中国）有限公司在官网公开道歉；中芯学校免去涉事总校长等3人职务。（来源：上观新闻）

（三）学习活动

组织一次学生和（或）家长（代表）对学校食堂的参观活动，在参观过程中请学生和（或）家长观察学校食堂的食品安全管理可能存在的食品安全隐患，并说出解决问题的方法和措施。

开展一次校内的食品安全事件演练活动，并全程做好相关记录，拍摄相关视频。待活动结束后，组织所有参加人员一起观看，分析处置情况是否切实有效。

（四）复习与思考

思考可能引起食物中毒的五种食品。

思考当食品安全事件发生时，同学们应该怎么做。

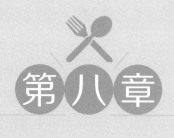

第八章

饮食文化与
节日食俗

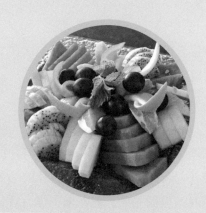

第一节　饮食文化

（一）中华饮食礼仪

古老的中华民族自古以来就享有"礼仪之邦"的美称。中国历史上有一套较为完备的饮食礼仪制度，后经过儒家整理和收集，比较完整地保存在《周礼》《仪礼》和《礼记》中。这些古老的传统饮食礼仪文化直至今天仍然保留着强大的生命力，充分显示了中国作为一个礼仪之邦的"尚礼"特点。

1. 入座礼仪

桌席上的位置很有讲究，从桌位入座情况即可知晓此人的辈分及重要程度。座次的安排根据是"尚左尊东""面朝大门为尊"，先邀请宾客入座上席，再请长辈入座，入座时从椅子左边进入。入座后先不要动筷子，不可用手托腮或双臂肘放在桌上，也不要随意起身走动，更不要制造异响，如果有事要向主人打招呼。

2. 点菜礼仪

点菜时要先征询客人的意见，要考虑宾客的饮食禁忌，特别要考虑宗教的饮食禁忌和不同地区的人对食物的偏好等。

3. 敬酒礼仪

中国建立的一套比较规范的饮酒礼仪，早在西周时代便已经开始盛行，总体可以概括为4个字：时、序、效、令。时，指严格掌握饮酒的时间，只能在冠礼、婚礼、丧礼、祭礼或喜庆典礼的场合下进饮，违时视为违礼。序，指在饮酒时，遵循先天、地、鬼、神，后长、幼、尊、卑的顺序，违序也视为违礼。效，指在饮时不可发狂，适量而止，三爵即止，过量亦视为违礼。令，指在酒筵上要服从酒官意志，不能随心所欲，不服也视为违礼。要求人们饮酒要遵循严格的时令，要尊礼、适量，不能随心所欲。酒桌上的学问博大精深，例如：主人敬主宾，陪客敬主宾，主宾回敬，陪客互敬，这其中关键之处，莫过于宾客绝不能喧宾夺主乱敬酒，这样显得既不礼貌，也不尊重主人。

（二）中华饮食食器

在中国人的日常生活中，每天都离不开筷子和勺子，这是中国传统的进食器具，在中国起源很早，与人们的物质和精神生活结下了不解之缘。

1. 筷子

中国是筷子的发源地，筷子也是中国的国粹，它既轻巧又灵活，在世界各国餐具中独树一帜，被西方人誉为"东方的文明"。中国使用筷子的历史可追溯到商代，《史记·宋微子世家》中有"纣始有象箸"的记载。纣为商代末期君王，以此推算，中国至少有 3 000 年的用筷历史。

筷子诞生之后，历代对筷子的制作可谓费尽心思，力图在两支简单的圆柱体上展现出更多的技艺。从古至今，就出现过象牙筷子、玉筷子、金银筷子、铜筷子、木筷子等，还有方头、圆头、多棱头之别。在中国民间，筷子也被视为吉祥物，女儿出嫁时嫁妆里会放一双筷子，即快生贵子的意思。此外，筷子还是和睦相处、同甘共苦、百年好合的象征。作为一种独特的食具，筷子已经成为中华饮食文化的精髓之一。

在长期的生活实践中，人们对使用筷子也形成了一些礼仪上的忌讳：

① 等待就餐时不能用筷子敲打碗盏或茶杯。

② 餐前发放筷子要把筷子一双双理顺轻轻地放在每个人的餐桌前，不能随手掷在桌上。

③ 筷子不能一横一竖交叉摆放，更不能一根是大头，一根是小头。

④ 用餐中途因故需暂时离开时要把筷子轻轻搁在桌子上或餐碟边，不能插在饭碗里。

⑤ 夹菜时不能把筷子在餐盘里挥来挥去，上下乱翻，遇到别人也来夹菜时，要有意避让。

⑥ 说话时不要把筷子当作刀具在餐桌上乱舞，也不要在请别人用菜时，把筷子戳到别人面前。

2. 勺子

在古代的饮食活动中，筷子的出现并不是孤立的。在仰韶文化遗址中，还发现了匕匙（即勺），勺子与筷子往往是一同出现并配合使用的。勺在功能上可分为两种，一种是从炊具中捞取食物盛入食具的勺，同时可兼作烹饪过程中搅拌翻炒之用，古称"匕"，类似于今天的汤勺和炒勺。另一种是从餐具中舀汤入口的勺，形体较小，古称"匙"，即今天所俗称的"调羹"。

（三）中华饮食食俗

1. 婚礼食俗

婚宴在民间又被称为"喜宴""吃喜酒"，为表达对来访贺喜之人的感谢而设置，热闹隆重而又讲究颇多。在古代，婚礼之时办酒席宴请众人是男女正式成婚的一种权威的证明仪式，即便到了现代，这种观念依然根深蒂固地存在于大家的观念中。婚宴一般在新郎、新娘拜堂仪式完毕后举行，婚宴上还特别讲究菜谱的编排和菜名蕴含的吉祥祝福寓意。俗谓"双喜、四全、婚扣八"，即讲究菜肴要成双成对，逢四扣八，以包含"待要发，不离八"的民俗意识。民间风俗还认为，喜桌越多越能显示主家人缘好，得到邻里的祝福越多越有威望。婚宴结束后离开席位也讲究秩序，主桌未散席，其他桌的客人不能随便离席，吃完了也得奉陪，直到主桌散席方可离席。

2. 育婴食俗

按照中国民间传统风俗，新生儿刚刚诞生以后，亲戚朋友都要前往祝贺，主家则办酒席答谢，民间称此习俗为"做三朝"。三朝食俗由来已久，"三朝"并不拘泥于三天，民间也有举办九天的。三朝之日，客人要赠送贺礼，东家要设宴款待。饮食活动是做三朝的重要内容。仪式中要为婴儿洗澡，洗时还要在婴儿的浴盆中放置喜蛋等寓有吉祥意义的食物。为了使产妇产后虚弱的身体得到调养，来贺的宾朋们自然少不了送上食品。婴儿的外婆会送十全果、挂面、喜蛋和香饼。也有些地方是在婴儿"满月"时举办满月酒，民间俗称"过满月"。此习俗在一些少数民族地区也广为流行：白族人在婴儿满月时，孩子的外婆和其他亲友就会带上鸡蛋前去探望和贺喜，孩子的父母或者祖母就会用红糖鸡蛋和八大碗招待宾客。

3. 寿诞食俗

寿诞也称"诞辰",民间俗称"生日"。旧时民间生日一般按照农历来计算,寿诞食俗是民间专门为了庆贺生日而举行的饮食活动。举办寿宴,特别重视逢十的生日和宴会,"庆八十""贺六十""古稀之寿"等。寿宴之上有很多讲究,菜品名称多扣"九""八"等吉祥数字,如"九九寿席""八仙菜"等,也有象征长寿的"松鹤延年""福如东海"等菜品。除此之外,寿宴上不可或缺的还有寿面和寿桃。寿面是当日寿宴不可缺少的一道主食,寿面又称"长寿面",用面条的绵长寓意老人延年益寿。"寿桃"又被称作"蟠桃",是用米面粉为原料制作的桃形状食物,也有的选用上好的新鲜桃子,一般为客人送的贺礼。庆生仪式当中的活动和礼仪表达对生日之人的祝福,更寄托了人们对健康长寿的美好祝愿。从以上丰富多彩的寿诞食俗可以看出中国人对生日的重视。

4. 丧葬食俗

在中国民间,遇丧之后一般都要讣告亲友,亲友们则会携带必要的物品前来吊唁,葬礼结束后,丧家要举办酒席,上海人称之为"豆腐饭",酬谢前来参加葬礼以及以现金、实物等形式助丧赙奠的人,被请者一般不得拒绝,否则会被认为是"失礼"。过去这种酒席一般为素席并以豆制品为主,其后逐渐变异,佳肴美味之丰富可比拟喜庆之宴,惟一碗豆腐羹必不可少,所以照旧称为豆腐羹饭。

(四)中华饮食食派

在我国,向来就有"民以食为天"的说法,"人是铁饭是钢,一顿不吃饿得慌"。这样的口头语在民间流传着很多。在古代,不管是皇亲国戚,还是平头百姓,对于吃的研究一直都没有间断过,当时分四大菜系:川、鲁、苏、粤。一直到清朝,人们又把四大菜系分成了八大菜系,就是现在的川、鲁、苏、粤、浙、闽、徽、湘。八大菜系的形成和当地的气候、习俗和地方文化有直接的关系。

1. 川系

川系,调味多变,菜式多样,口味清鲜醇浓并重,以善用麻辣调味

（鱼香、麻辣、辣子、陈皮、椒麻、怪味、酸辣诸味），代表菜有鱼香肉丝、水煮鱼等。

2. 鲁系

鲁系，鲁菜讲究原料质地优良，以盐提鲜，以汤壮鲜，调味讲求咸鲜纯正，突出本味。雍容华贵，中正大气，平和养生，咸鲜为主，火候精湛，精于制汤，善烹海味，注重礼仪，代表菜有九转大肠、葱烧海参、油爆双脆等。

3. 苏系

苏系，用料严谨，注重配色，讲究造型，四季有别。烹调技艺以炖、焖、煨著称；重视调汤，保持原汁。内又细分金陵菜、淮扬菜、苏帮菜，口味平和，善用蔬菜，以"金陵三草"和"早春四野"驰名。代表菜有南京烤鸭、红烧狮子头和糖醋排骨等。

4. 粤系

粤系，选料精细，清而不淡，鲜而不俗，嫩而不生，油而不腻。擅长小炒，要求掌握火候和油温恰到好处，还兼容许多西菜做法，讲究菜的气势、档次，由广州菜（也称广府菜）、潮州菜（也称潮汕菜）、东江菜（也称客家菜）三种地方风味组成。代表菜有龙虎斗、脆皮乳猪等。

5. 徽系

徽系，擅长烧、炖、蒸，而爆、炒菜少，重油、重色、重火功。其独到之处集中体现于擅长烧、炖、熏、蒸类的功夫菜上，不同菜肴使用不同的控火技术，形成酥、嫩、香、鲜独特风味，其中最能体现徽式特色的是滑烧、清炖和生熏法。代表菜有红烧臭鳜鱼、符离集烧鸡等。

6. 浙系

浙系，菜式小巧玲珑，清俊逸秀，菜品鲜美滑嫩，脆软清爽。运用香糟调味，烹调技法丰富，尤为在烹制海鲜河鲜有其独到之处。口味注重清鲜脆嫩，保持原料的本色和真味。菜品形态讲究，精巧细腻，清秀雅丽。代表菜有西湖醋鱼、东坡肉等。

7. 闽系

闽系，尤以"香""味"见长，有其清鲜、和醇、荤香、不腻的风格。

三大特色，一长于红糟调味，二长于制汤，三长于使用糖醋。代表菜有红烧鱼丸、红糟鱼排等。

8. 湘系

湘系，口味多变，品种繁多；色泽上油重色浓，讲求实惠；香辣、香鲜、软嫩。重视原料互相搭配，滋味互相渗透。湘菜调味尤重酸辣。相对而言，湘菜的煨功夫更胜一筹，几乎达到炉火纯青的地步。煨，在色泽变化上可分为红煨、白煨，在调味方面有清汤煨、浓汤煨和奶汤煨。小火慢炖，原汁原味。代表菜有干锅肥肠、剁椒鱼头和腊味合蒸等。

第二节　传统节日食俗

（一）春节

1. 节日的由来

春节是中国最富有特色的传统节日之一，一般指除夕和正月初一。其实，传统意义上的春节是指从腊月初八的腊祭或腊月二十三、二十四的祭灶，一直到正月十五，其中以除夕和正月初一为高潮。虞舜时期，舜即天子位，带领着部下人员祭拜天地，从此以后，人们就把这一天当作岁首，这就是农历新年的由来。公元前104年，天文学家落下闳等人制定了《太阳历》，将原来以十月为岁首改为以孟春正月为岁首，后人在此基础上逐渐完善为阴历（即农历），落下闳也被称为"春节老人"。

2. 节日的习俗

元　日

【宋】王安石

爆竹声中一岁除，春风送暖入屠苏。

千门万户曈曈日，总把新桃换旧符。

译文：爆竹声响起，旧的一年过去了，新的一年即将开启，春风送来暖意，家家户户团聚在一起喝屠苏美酒。初升的太阳照耀着千家万户，家家门上的桃符（春联）都换成了新的。

这是一首写古代迎接新年的即景之作，取材于民间习俗：点燃爆竹、饮屠苏酒、换新桃符，充分表现出年节的欢乐气氛，富有浓厚的生活气息。

3. 节日的食俗

（1）吃年夜饭。

一年一次的年夜饭，是全家都要参与的大餐，家家户户都会摆上平日里舍不得吃的，或是寓意吉祥的菜品，这也是对来年美好生活的期许。年夜饭，吃的是喜悦，品的是亲情，缕缕饭香中闻到的是家的味道。通常上海人年夜饭的最低标配是"八冷盆八热炒"，外加一道点心和一道汤。上海是个移民城市，大部分人祖上都是从各地来上海打拼的外乡人。虽然岁月流转，不少人对祖籍几乎没什么印象，成了地道的上海人，但来自祖籍的饮食习惯还是代代相传。新上海人主要来自江苏、浙江和广东三地，所以年夜饭的习俗也留有这三地的深深烙印。另外，上海人的年夜饭要摆开"圆台面"，全家人围坐在大圆桌旁，真切体现了春节阖家团圆的传统。

（2）吃年糕。

年糕又称"年年糕"，与"年年高"谐音，寓意着人们的工作和生活一年比一年提高。所以前人有诗称年糕："年糕寓意稍云深，白色如银黄色金。年岁盼高时时利，虔诚默祝望财临。"借古人的诗句，赋予年糕美好的寓意，年味儿在热气腾腾的米香中来到了。制作年糕的米是一种黏性大的糯米，北魏时期的《齐民要术》就记载了制作年糕的步骤：将糯米粉用细绢筛好，加上水、蜜和成硬一点的面团，将枣和栗子等贴在粉团上，用箬叶裹起蒸熟就好了。因为南方产糯米，所以在上海，年糕是年夜饭上少不了的好彩头。

（3）吃八宝饭。

年夜饭点心必须是八宝饭。八宝饭源自古代的八宝图，蒸熟的糯米饭拌上猪油和白糖，再放上莲子、红枣、桂圆肉等果料，撒上红、绿梅丝而成。莲子是八宝图中的和合转化而来，象征婚姻和谐和好；桂圆象征团圆；红梅丝与龙门同色，寓意兴旺发达；绿梅丝代表松柏长青，象征长寿。八宝饭不但口感软糯香甜，而且又有甜蜜、团圆等诸多美好寓意，所以很自然地成为年夜饭首选点心。

（4）吃四喜烤麸。

年夜饭的上菜顺序也是有讲究的，第一轮上的是冷菜。冷菜属于开胃前菜，强调讨口彩，一定要有四喜烤麸。烤麸是以生面筋为原料，经过保温、发酵、高温蒸制而成，是江浙地区常见的素食食材。四喜烤麸其实应该是"四鲜烤麸"，上海话里"喜"和"鲜"是谐音，在烤麸之外，还必须要有香菇、金针菜、黑木耳和花生米这四样配菜，这样不但食材更为丰富，而且营养均衡，又有好口彩，自然就成了年夜饭餐桌上必不可少的冷菜。

（5）吃春卷。

春卷，又称春饼、春盘、薄饼，是中国民间节日的一种传统食品，流行于中国各地，在江南等地尤盛。在中国南方，过春节不吃饺子，春卷却是必不可少。春卷历史悠久，由古代的春饼演化而来，伴随人们千百年来一直延续。春卷也叫春饼，除了表示迎接新春的意思以外，还因为春卷里面通常包含了大量春天新鲜的蔬菜，因此营养价值很高。

（二）元宵节

1. 节日的由来

每年农历正月十五，春节刚过，元宵节便来了。正月是农历的元月，古人称夜为"宵"，所以称正月十五为元宵节。正月十五是一年中第一个月圆之夜，也是一元复始夜晚，所以元宵节又称为"上元节"。元宵节早在2 000多年前的西汉就已经存在，经历了由宫廷到民间的过程。就节期长短而言，汉代才一天，到唐代已为三天，宋代则长达五天，明代更是整整十天，与春节相接，热闹非凡，蔚为壮观。至清代，又增加了舞龙、舞狮、踩高跷、扭秧歌等内容。

2. 节日的习俗

青玉案·元夕

【宋】辛弃疾

东风夜放花千树。更吹落、星如雨。宝马雕车香满路。凤箫声动，玉壶光转，一夜鱼龙舞。

蛾儿雪柳黄金缕。笑语盈盈暗香去。众里寻他千百度。蓦然回首，那人却在，灯火阑珊处。

译文：花灯像东风吹开了万树花儿，烟火像被吹落的流星雨。宝马拉着的车子香气飘满路。箫声飘动着，玉壶的灯光流转，鱼龙花灯在飞舞着。女孩都戴着蛾儿、雪柳、黄金缕样式的头饰谈笑着，带着淡淡香气经过。在众芳里我千百次寻找她，可都没找着；突然一回首，那个人却站在灯火摇曳之处。

这是一首词，元宵节也称灯节，在这圆月高悬的夜晚，人们点起彩灯万盏，皇宫里、街道上处处挂灯，还要建立高大的灯轮、灯楼和灯树。宋代重视元宵节，赏灯活动热闹非凡，要进行五天，灯的样式也更丰富。明代要连续赏灯十天，这是中国最长的灯节了。清代赏灯活动虽然只有三天，但是赏灯活动规模很大，盛况空前，除燃灯之外，还放烟花助兴。作为上海市中心人气最旺的元宵灯会，城隍庙的豫园灯会每年都吸引了大批市民游客前往观赏游玩。

3. 节日的食俗

（1）吃元宵。

民间过元宵节有吃元宵的习俗。元宵在南方称"汤圆""圆子""浮圆子""水圆"，由糯米制成（在某些地区是由红薯制成），或实心，或带馅。馅有豆沙、白糖、山楂等等，煮、煎、蒸、炸皆可。起初，人们把这种食物叫"浮圆子"，后来又叫"汤团"或"汤圆"，这些名称都与"团圆"字音相近，取团圆之意，象征全家人团团圆圆、和睦幸福，人们也以此怀念离别的亲人，寄托了对未来生活的美好期望。吃元宵象征家庭像月圆一样团圆，寄托了人们对未来生活的美好愿望。江浙沪地区更多地将元宵节的节食称为汤团，而非汤圆。上海的汤团主要有两大流派：一是本地的大汤团，二是宁波小汤团。

（2）大汤团。

大汤团又称上海本地汤团，个头有乒乓球大小，比一般的汤团要大不少，所以叫大汤团。干糯米粉做皮，馅心主要是咸口味，如鲜肉或者菜肉；也有甜口味的，如豆沙、芝麻等，但还是以鲜肉或者菜肉更多见。

（3）小汤团。

小汤团又称宁波汤团，顾名思义是祖籍宁波的上海人带来的。宁波汤团最早起源于宋朝，距今已有七百年的历史。其特点，第一是个头小，只有桂圆大小；第二是用水磨糯米粉作皮；第三是馅心一定要是猪油黑洋酥。所谓猪油黑洋酥就是将猪油、芝麻粉和绵白糖三样按照 4∶4∶3 的比例混合搅拌而成，因此融合了猪油的肥、芝麻的香和绵白糖的甜，高温一煮，就成了流膏状，甜香、细密、绵柔。上好的宁波汤团，个头只有桂圆大小，仍然要求皮薄馅大，煮熟之后要能透过皮子隐隐看到黑色的黑洋酥馅。

（三）清明节

1. 节日的由来

清　明

【唐】杜牧

清明时节雨纷纷，路上行人欲断魂。

借问酒家何处有，牧童遥指杏花村。

这首脍炙人口的诗句交代的背景正是清明节。清明节，原本指的二十四节气之一——"清明"。按《岁时百问》的说法："万物生长此时，皆清洁而明净。故谓之清明。"清明一到，气温升高，雨量增多，正是春耕春种的大好时节。故有"清明前后，点瓜种豆""植树造林，莫过清明"的农谚。但后来融合了清明节前一两天寒食节的习俗，成了现在的传统节日——清明节。清明节有扫墓的传统习俗，其实扫墓乃是古代寒食节的内容。唐玄宗开元二十年诏令天下"寒食上墓"。因寒食与清明相接，后来就逐渐传成了清明扫墓了。

◆ **寒食节的故事**

相传在春秋时期，晋国内乱，公子重耳被赶出晋国，流亡在外，介子推等大臣跟随重耳忠心耿耿。重耳流亡到卫国时，没有东西吃，饥饿难耐，臣子挖野菜煮了给他吃，重耳不能下咽。介子推便偷偷把自己腿上的肉割下来一块，同野菜煮成汤给重耳吃。重耳狼吞虎咽吃个精光，这才问从哪来的肉菜汤，旁边的大臣告诉是介子推从大腿上割下来的，重耳听了感动得泪如雨下。

晋文公归国为君侯，分封群臣时却忘记了介子推。介子推不愿夸功争宠，携老母隐居于绵山。后来晋文公亲自到绵山恭请介子推，介子推不愿为官，躲在山里。晋文公便命人放火焚山，想逼介子推露面，结果，介子推和他的老母亲都被烧死了。晋文公非常悲痛羞愧，即刻下令：介子推死难之日不生火做饭，要吃冷食，称为寒食节。

2. 节日的习俗

清明节在历史发展中承载了丰富的文化内涵，在后世的发展中逐渐增加了上坟祭扫、秋千、蹴鞠、牵勾、斗鸡等风俗。全国各地因地域不同而又存在着习俗内容或细节上的差异，各地节日活动虽不尽相同，但扫墓祭祖、踏青郊游是共同基本礼俗主题。每逢清明时节，人们无论身处何方，都会回乡参加祭祖活动，缅怀祖先。

3. 节日的食俗

（1）吃青团。

上海人在清明时节有吃青团的风俗。清代《清嘉录》对青团有更明确的解释："市上卖青团熟藕，为祀先之品，皆可冷食。"现在，青团制作是将糯米粉和粳米粉按比例混合后，用开水拌和、蒸熟、打烂成面团状，加入艾青或麦苗打烂后得到的青汁，再加入适量的碱水以保色，包入豆沙或其他甜馅，做成团状和饼状，就成了一只只青绿色的青团。

（2）吃藕。

清明节，苏浙沪一带居民有吃藕的习惯。吃藕是寓意蚕宝宝吐的丝又长又好。莲藕取藕断丝连之意，表达了对祖先及逝去亲人的怀念之情，也是祭祖菜式之一。"相传百五禁厨烟，红藕青团各荐先"，清明时节，除了青团，糯米藕也是一道时鲜美食。"冰糖、荷叶、香椿叶、艾叶、香榛木一起，用蒸汽蒸 2 小时，余温再焖 7 小时，然后冷却……"这样的做法，保留了藕中原有的营养和糯米与糖的香味，即便真空包装，吃入口中，依然口感松软、绵甜、香糯。

（3）吃桃花粥。

上海也有的人家清明节爱吃桃花粥。清明，是桃花开得最盛的时节，也是祭祖怀古之日，在广为流传的清明风俗中就有"桃花粥"这一项。清代孔尚任的《桃花扇·寄扇》就有这样的唱词："三月三刘郎到了，携手儿下妆楼，桃花粥吃个饱。"这原是唐代汉族"寒食节"的食物，由于清明节与寒食节日期相近，于是二为一后，食"桃花粥"便成为清明的风俗延续下来。寒食节的所有特色食物中，桃花粥最受人青睐，这跟桃花所代表的美好寓意是分不开的。桃花粥的原料和做法都很简单，原料是桃花、粳米和红糖，红糖也可以用冰糖代替。先将粳米熬煮成粥，再加入桃花瓣数克，最后放入冰糖熬至溶解即成，正宗的桃花粥用的是新鲜的桃花瓣。

（四）端午节

1. 节日的由来

每年农历五月初五为端午节。关于端午节的来历，有诸多说法，其中以"纪念屈原"一说影响最为广泛，两千多年来，每年的农历五月初五就成了纪念屈原的传统节日。

◆ **屈原的故事**

公元前 278 年，秦军攻破楚国京都。楚国大夫、爱国诗人屈原听到秦军攻破楚国都城的消息后，悲愤交加，心如刀割，毅然写下绝笔作《怀沙》，抱石投入汨罗江，以身殉国，以自己的生命谱写了一曲壮丽的爱国主义乐章。传说屈原死后，楚国百姓哀痛异常，纷纷涌到汨罗江边去凭吊屈原。渔夫们划起船只，在江上来回打捞他的真身。有位渔夫拿出为屈原准备的饭团、鸡蛋等食物，"扑通、扑通"地丢进江里，说是让鱼龙虾蟹吃饱了，就不会去咬屈大夫的身体了。人们见后纷纷仿效。一位老医师则拿来一坛雄黄酒倒进江里，说是要药晕蛟龙水兽，以免伤害屈大夫。后来为怕饭团为蛟龙所食，人们想出用楝树叶包饭，外缠彩丝，发展成粽子。以后，在每年的五月初五，就有了龙舟竞渡、吃粽子、喝雄黄酒的风俗，以此来纪念爱国诗人屈原。

2. 节日的习俗

端午即事

【宋】文天祥

五月五日午，赠我一枝艾。

故人不可见，新知万里外。

丹心照夙昔，鬓发日已改。

我欲从灵均，三湘隔辽海。

作者通过这首诗抒发端午感怀，既有对新交旧知的怀念，也反映出端午插艾的习俗。除此之外，此节还有吃粽子，赛龙舟，斗百草，挂菖蒲、蒿草、艾叶、熏苍术、白芷，喝雄黄酒，孩童佩戴五彩缕等习俗。

3. 节日的食俗

（1）吃粽子。

端午节吃粽子，这是中国人民的又一传统习俗。粽子，又叫"角黍""筒粽"。其由来已久，花样繁多。据记载，早在春秋时期，用菰白叶包黍米成牛角状，称"角黍"；用竹筒装米密封烤熟，称"筒粽"。东汉末年，以草木灰水浸泡黍米，因水中含碱，用菰白叶包黍米成四角形，煮熟，成为广东碱水粽。一直到今天，每年五月初，中国百姓们都要浸糯米、洗粽叶、包粽子，其花色品种更为繁多。从馅料看，北方多包小枣的北京枣粽；南方则有豆沙、鲜肉、火腿、蛋黄等多种馅料，其中以浙江嘉兴粽子为代表。吃粽子的风俗，千百年来，在中国盛行不衰，而且流传到朝鲜、日本及东南亚诸国。

（2）吃"五黄"。

江浙一带有端午节吃"五黄"的习俗。五黄指黄瓜、黄鳝、黄鱼、咸鸭蛋黄和雄黄酒，端午节吃"五黄"可以驱邪毒、求吉祥。

（3）吃蛋、挂蛋、立蛋。

同粽子一样，鸡蛋也是端午节的重要食品，有健身之效，包括鸡蛋、鸭蛋、鹅蛋。端午早晨，孩子还没出被窝时，大人就把蛋送到孩子嘴边。民间相传吃蛋生心。因为蛋形如心，民间普遍认为吃了蛋就能使心气精神不受亏损。同时，蛋也很有营养，健身强体，补充人体所需蛋白质。在我国江南一些地区，每逢端午节，孩子们还要在胸前挂一个用网袋装着的鸡蛋或鸭蛋，以祈一年中逢凶化吉、平安无事。

（五）中秋节

1. 节日的由来

中秋节是中国传统节日，为每年农历八月十五。这一天月亮满圆，象征团圆，又称为团圆节。江南又称"八月节"。中秋节拥有悠久的历史，和其他传统节日一样，也是慢慢发展形成的，古代帝王有春天祭日、秋天祭月的礼制，早在《周礼》一书中，已有"中秋"一词的记载。后来贵族和文人学士也仿效起来，在中秋时节，对着天上又亮又圆一轮皓月，观赏祭拜，寄托情怀，这种习俗就这样传到民间，形成一个传统的活动，一直到了唐代，这种祭月的风俗更为人们重视，中秋节才成为固定的节日，《唐书·太宗记》记载有"八月十五中秋节"，这个节日盛行于宋朝，至明清时，已与元旦齐名，成为我国的主要节日之一。

◆ **嫦娥奔月的故事**

传说嫦娥本是后羿之妻，后羿射下 9 个太阳后，西王母赐其不老仙药，但后羿不舍得吃下，就交于嫦娥保管。后羿门徒蓬蒙觊觎仙药，逼迫嫦娥交出仙药，嫦娥无奈情急之下吞下仙药，便向天上飞去。当日正是八月十五，月亮又大又亮，因不舍后羿，嫦娥就停在了离地球最近的月亮，从此长居广寒宫。后羿回家后心痛不止，于是每年八月十五便摆下宴席对着月亮与嫦娥团聚。

2. 节日的习俗

望月怀远

【唐】张九龄

海上生明月，天涯共此时。

情人怨遥夜，竟夕起相思。

灭烛怜光满，披衣觉露滋。

不堪盈手赠，还寝梦佳期。

此诗是作者在离乡时，望月而思念远方亲人而写的。起句"海上生明月，天涯共此时"意境雄浑阔大，是千古佳句，抒发了月圆之夜对远方亲人的思念之情。中秋赏月的习俗流传至今，到了近代，许多地方形成了烧斗香、树中秋、点塔灯、放天灯、走月亮、舞火龙等特殊风俗。

3. 节日的食俗

（1）吃月饼。

月饼，又叫团圆饼，是古代中秋祭拜月神的供品。月饼最初是用来祭奉月神的祭品，后来人们逐渐把中秋赏月与品尝月饼，作为家人团圆的一大象征。月饼象征着大团圆，人们把它当作节日食品，用它祭月、赠送亲友。发展至今，吃月饼已经是中国南北各地过中秋节的必备习俗，中秋节这天人们都要吃月饼以示"团圆"。当中秋的一轮圆月升起，蛋黄、莲蓉、豆沙、椰蓉等各种口味的月饼摆在桌上，全家人围坐品饼赏月，幸福极了。

（2）吃芋头。

芋艿是用球茎繁殖的植物，象征着"母子相依"。江南方言念芋艿谐音"运来"。所以，中秋吃芋艿，不仅一享口福，而且表示好运连连，有着美好的寓意。

（3）吃毛豆。

《上海县志》里有"'八月半'，又为芋艿生日、毛豆生日"的讲法。毛豆，吃的是本地产的"牛踏扁"（这种毛豆的豆子像被牛踩过一样扁平肥大），味道有点甜津津。毛豆里面排列着好几粒豆子，也象征着兄弟姐妹的团结。毛豆在当地又称毛豆荚，而荚又与"佳""吉"等字谐音。所以吃毛豆是希望能够吉祥如意，万事顺心。

（4）吃八宝鸭。

上海人注重养生，由于秋天干燥，吃鸭子对身体很有益处，且此时正是鸭子肥美的时节，所以在中秋节前后吃鸭子，已经成了上海的传统风俗。上海人尤其偏爱4种特色鸭，一是清爽可口的盐水鸭，二是鲜爽脆香的烤鸭，三是浓油赤酱的酱鸭，四是鲜香美味的八宝鸭。

（5）喝桂花酒。

"八月十五桂花香"，中秋之夜，仰望月中丹桂，喝些桂花蜜酒是上海人在中秋节饮食风俗中的又一件美事。桂花不仅作为观赏花木和芳香树种，有供人观赏和享受价值，而且还有食用价值。"援北斗兮酌桂浆"，"奠桂酒兮椒浆"，屈原《九歌》中的诗句，表明我国很早时候起就用桂花酿酒了。上海人喜食桂花，将桂花作为食品制作中添香的佐料。用糖或食盐浸渍桂花，长期保香于密封容器中，或者在制作糕点时，和入米面做成桂花糕，或者在烧食汤山芋、糖芋艿时撒上一撮，色香俱美。还有的用桂花熏茶，或在泡茶时加些进去，称为桂花茶。

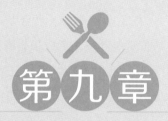

第九章

日本及我国各地区食育介绍

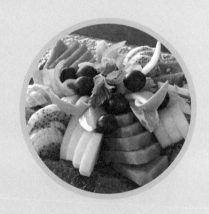

第一节　日本《食育基本法》

日本于 2005 年出台了相关法律——《食育基本法》，"食育"理念成为日本的国策。其中重点强调食育在儿童成长教育中的重要作用，并做出定位："为了培育孩子们形成丰富的人性以及拥有生存的能力，'食'是最重要的。"日本政府自 2006 年起每五年发布一期《食育推进基本计划》。通过《食育推进基本计划》的实施为食育及校园供餐取得了良好的经验，创造了新的思路。

（一）各个阶段食育推进基本计划的主要内容及效果

1. 第一次食育推进基本计划（2006—2010）

内阁府发布的《食育推进基本计划》指出当今日本面临如下问题：① 缺乏对"食"的重视；② 营养平衡失调，进食不规律现象激增；③ 过度肥胖和生活习惯病增加；④ 过度减肥；⑤ 食品安全问题频发。塑造健康、安全的饮食习惯是主要目的。在 2010 年末，只有一项达到了目标，即日本居民对内脏肥胖的认知人数从 77.3% 提高到了 89.4%（目标 80+%），其他七项均未达标，包括关心食育的日本居民比例，不吃早饭的居民比例，学校食堂用本地食品的比例，参考饮食指南而制定饮食的居民比例，推进食育的志愿者数量，有教育农庄的地区比例，有食品安全基本知识的居民比例，配合推进计划的都、道、府、县参与比例。但是，总体也取得了一定的效果。

2. 第二次食育推进基本计划（2011—2015）

2011 年，内阁府发布了《第二次食育推进基本计划》，主要任务是解决食品生产过度依赖进口、传统的饮食文化逐渐丧失在内的诸多新问题。主要内容为：

① 通过食育改善家庭关系、人际关系。共同烹饪、共同进食加强亲子关系、促进家庭和睦是第二次食育推进计划的重要目标。《第二次食育推

进基本计划》的解释性文件中提出了"孤食"——独自一人用餐是极为令人担忧的现象。根据厚生省发布于 1993 年的《国民营养调查》，儿童独自吃早饭的比率高达 31%。"孤食"有可能导致儿童缺乏沟通能力，性格封闭，缺乏集体精神，如果不能加以正确引导，甚至可能诱发心理疾病。通过与家人共同用餐，儿童不仅可以感受到家族团圆之乐，而且能够学习到用餐礼仪和各种生活知识。《食育推进基本计划》的解释性文件同样将推进家庭食育放在首位，主张设立亲子厨艺教室等机构作为家庭食育的拓展平台。

② 通过学校教育，引导学生参与食物生产，帮助其树立正确的食物观、生命观、世界观。《第二次食育推进基本计划》指出加强"对食物的感谢与理解"是这一阶段食育工作的主要任务，其重点是让学生了解食物供给的艰辛不易，激发对食物生产者的感谢之意。食物既是大自然的恩惠，又是食物生产者辛勤劳动的结晶，因此有必要组织各种体验活动，让学生切身体会动植物生命及劳动的可贵。学校或地方自治团体组织"种植稻米体验活动"，让学生自己播种稻米，收割稻米品尝，通过目睹生命成长的各个过程来理解生命的珍贵，体会食物生产的艰辛。食育活动扩展到了学校的各个教学课程中，社会课主要讲述"粮食生产者"的相关知识，家庭课引导学生"自己准备早饭"，国语课则指导学生写作"活动报告"，道德课则以此为例讲授"生命的价值"。在日本，食育正在朝着统合德育、智育、体育的全方位教育迈进。

③ 大力推进"乡土料理"，促进各地特色农作物的种植与保护，以此拯救传统饮食文化。《第二次食育推进基本计划》要求学校伙食要尽量使用本地出产的食物制作"乡土料理"。这不仅可以刺激本地农业发展，而且可以培养学生对故乡的热爱，同时吸引旅游与土特产贸易。

④ 加强食物生产者与消费者间交流，促使青年人了解食物生产的乐趣，增加第一产业就业人口。《第二次食育推进基本计划》将吸引青年劳动人口从事农业生产作为重中之重，其主要措施是积极鼓励各年龄段的居民参加农业生产体验。从学习收割技巧到举办农产品直销会，各级政府和民间团体举办了大量的交流活动，力图建立生产者与消费者之间的信赖关

系，宣传国产粮食的优越性。计划努力让频繁而生动的农业劳动体验拉近城市儿童与农村的距离，培养出热爱农业生产的年轻一代。

⑤ 推进食育的各部门间协作日益增强，与民间团体等社会力量联合在一起，逐渐形成推进食育的网状结构，每一个参与食育推广工作的政府部门均有明确的职责，与其他部门的合作互助关系也极为明确，工作领域呈现多重交叉。

另外，计划中还包括了一些健康目标，例如到 2010 年度要实现的主要目标有：关心食育的国民达到 70% ～ 80%；不吃早餐的儿童从 4% 降到 0%，20 岁男性从 30% 降到 15%；具有食品安全基本知识的国民达到 60%。

《食育推进基本计划》的实施取得了一定的成效，早餐或晚餐与家人一起吃的次数（每周）已经从 2011 年的每周 9 次增加到了目标值每周 10 次，农林渔业体验的国民比例从 2011 年 27% 提高到了 33%（目标 30%），而有食品安全基本知识的居民比例也从 2011 年的 37.4% 提升到了 70.1%，参与食育推进计划的市、町、村从 2011 年的 40% 提升到了 76%。

3. 第三次食育推进基本计划（2016—至今）

目前正在实施第三次食育推进基本计划，其内容核心与《第二次食育推进基本计划》一脉相承。

（二）日本食育主要内容

1. 培养健康的饮食习惯

科学的饮食习惯是食育中最基本的内容。有些专家认为，从儿童会说话和简单交流起，就要有意识地灌输所有饮食的来源、制作、营养价值，以及怎样吃、吃多少等知识。在连续强化教育中，潜移默化地使他们认识偏食的危害，并自觉做到膳食平衡。儿童接受食育后，能将健康的饮食习惯延续终生。为此日本政府颁布了《食生活指针》，着重强调科学的饮食习惯、对饮食文化的尊重和食育的重要性。

2. 营养知识的普及

在日本，无论是父母还是老师，都会教儿童青少年科学的饮食习惯。

在学校，每个月会印发《给食通信》以介绍健康的食品知识。

① 学习食物的常识。对食物的认知能力是实现健康生活的基础，是食育教育中不可或缺的部分。在日本学校，儿童每天所吃的主食、副食的名称及食材、调味料都会写下来给学生看。

② 学习做菜。《给食通信》中介绍了做菜的各种方法。在学校中，儿童可以自己选择合适的工具、食材来做菜。同时在家庭中，也鼓励儿童做菜。通过自己做菜，儿童能够理解食物的意义，并且对食物产生感激之情。

③ 增强环境保护的意识。在此之前，儿童对环境保护的知识较少，在学校中通过学习环境保护意识，能够提高学生的综合素质。

④ 培养艺术的想象力。儿童在进食时，往往只图美味而不及其余，家长和幼教人员则应在食育过程中，把桌上餐"艺术化"介绍，培养儿童的艺术想象力。比如，红色的果子的颜色和秋天落在地上的枫叶的颜色一样；一道加入了海带的五香菜串儿，其海带丝就像扎在姑娘头上的黑丝带等。通过比喻等手法，老师能够引起儿童的想象力，提高趣味性，让其对每一种饮食都会做极为丰富的艺术联想。

通过教学活动、特别活动和综合学习等学校教育活动，确保进行食育的时间。通过食育教学的各种实践活动，能够加深儿童对于食物的理解。

⑤ 注重饮食文化的传播、社会体验活动。学校重视对于传统饮食文化的教育，例如日本饮食的地域特点、食材的使用、食物的制作方法等。在校外，加强与学生家长以及当地居民组织、保育院、学生家长会、生产者团体、营养士会等有关团体的联系和合作，组织学生参加关于农林渔业生产以及食品的加工、流通、烹调和食品废弃物再利用等的体验活动，加深学生对上述经济活动的关心和了解。

（三）日本食育特点

1. 全民参与，以儿童为主

食育对所有年龄段的国民来说都是必要的，日本所推广的这项国民运动不仅仅是由政府这个单一的机构推行，而是上至国家政府组织，下至每一位国民，广泛涵盖了食品相关工作者、教育工作者、农林渔业工作者、地方公共团体、每一个家庭等不同社会角色，使他们承担共同的责任与义务，真正达到社会共治、全民参与的理想状态。联合国《儿童权利公约》中规定 0～18 岁为儿童，此类人群绝大部分处于学龄前、小学和初、高中阶段，是人类体格和心理快速发展的黄金时期。《食育基本法》提出，要将食育作为学校教育的一项基础教育活动，达到儿童期养成良好饮食习惯、形成健全人格的目的。

2. 政府引导，法律保障

在《食育基本法》出台之前，日本食育工作的开展是由文部省、厚生劳动省和农林水产省等有关政府部门共同管理，由于政出多门，则出现说法不一、管理混乱的局面。《食育基本法》出台以后，建立了食育推进会议制度，专门负责《食育推进基本计划》的制订，进行广泛推广和组织实施。

3. 家庭和学校的参与

家庭教育在食育中非常重要，《第二次食育推进基本计划》就提出子女和家庭共同吃饭所产生的重要影响，认为通过参与家庭活动，子女能够更深入地了解食育。食育作为必修课，在学校教育中受到了重视。通过参与食育体验活动，儿童能够在实践中体验营养知识，同时学校也会教授食物的理论知识。

第二节　中国香港"健康饮食在校园"活动

"健康饮食在校园"是香港建设健康城市的重要内容。2006—2007 学年香港卫生署以及社会各界的合作伙伴共同发起了"健康饮食在校园"的活动，主要目标是预防儿童、青少年的肥胖、心脏病、癌症及糖尿病等慢性疾病（香港肥胖小学生由 1997—1998 学年的 16.4% 上升到 2004—2005 学年的 18.7%）。这项活动旨在学校推广健康午餐和食品，使学生建立良好的饮食习惯。活动为膳食供应商发出了"小学午餐营养指引"，协助他们为约 600 所全日制学校的 30 万名学生提供营养均衡的膳食。

根据卫生署学生健康服务的最新数据，2011—2012 学年的小学生的肥胖率下降至 20.9%，而 2009—2010 学年和 2010—2011 学年的肥胖率分别为 22.2% 和 21.4%。学生的饮食习惯也有明显的改善。

（一）至"营"学校认证计划

卫生署与教育局从 2009—2010 学年开展的"至'营'学校认证计划"为"健康饮食在校园"活动的重点项目之一，目标是通过认证计划，推动及协助全港小学制订及执行健康饮食政策，建立有利于健康饮食的学习环境，培育和强化学生的良好饮食习惯。认证计划鼓励家、校、社合作，制订明确有序的目标，最终实现至"营"学校模式。认证有效期为三年。认证计划至今已有超过 270 所小学及特殊学校参与，占全港小学数目逾四成。当中 141 所学校已成功取得认证资格，112 所学校更获得最高级别的"至'营'学校"嘉许。

卫生署进行的"香港小学午膳营养素测试 2018"显示，学童午膳的平均钠含量由 2013 年的 951 毫克减至 2018 年的 818 毫克，减幅达 14%。"健康饮食在校园"运动得以顺利推行 13 年，有赖于教育局和运动督导委员会各委员多年来的支持和指导，以及各学校包括校长、老师、家长和同学的积极参与和支持，还有食物供应商的配合。根据"至'营'学校认证计划"制订的学校健康饮食政策内容整合了学校行政、午膳供应、小食安排、教学及宣传等全方位深层措施，让学校有所依据，清晰有序地向着至"营"学校模式迈进。

1. 行政措施

① 学校由专职人员统筹建立家长委员会，协助制定及执行健康饮食政策。

② 每学年向教职员、家长和学生通告学校健康饮食政策及各项措施。

③ 每学年检视和修订学校健康饮食政策及各项措施的执行情况。

④ 向负责健康饮食在校园活动的老师提供支持，使他们有充分的时间筹备活动及参与相关的培训。

2. 学生午膳供应

选择午膳供应商时，需优先考虑午膳餐盒的营养素质，具体方法是参考《选择学校午膳供应商手册》。与午膳供应商所签订的合约中，必须订明所有餐盒根据卫生署编制的《学生午膳营养指引》（最新版）制作。

每月向学生和家长公布菜单前，学校需事先检视菜单，确保不含"强烈不鼓励供应的食品"和不供应甜品的餐款。每月向学生和家长公布已核准的菜单，包括营养资料，让他们在知情的情况下作出选择。

每月选一周连续五个上课日监察所有午膳餐盒是否符合《学生午膳营养指引》（最新版），利用或参考卫生署提供的《学校午膳营养素质评估及回应表》作出记录，向午膳供应商反映监察的结果，要求作出改善。该记录应保存直至午膳供应商合约完结。鼓励带饭学生的家长参考《学生午膳营养指引》（最新版）制作餐盒，强调午膳提供最少一份蔬菜、不含"强烈不鼓励供应的食品"，例如油炸食物或咸蛋、咸鱼等，不供应甜品。如发现学生自携的午膳不符合健康饮食的政策，学校将采取与家长协定的措施处理。提供舒适的环境及充裕的时间给学生及教职员进食。推广吃水果的习惯，与午膳供应商及家长拟定水果供应的安排（学生自行携带或由午膳供应商提供），保证学生在校内每天食用最少半份水果。

3. 小食安排（包括食物和饮料）

选择小食供应商时，需优先考虑小食的营养素质，具体方法是参考卫生署编制的《学生小食营养指引》（最新版），禁止售卖"少选为佳"的小食。每学年两次监察小食部和自动售卖机所有货品，确保不售卖"少选为佳"的小食，具体方法是利用卫生署提供的《学校小食营养素质评估及回应表》作出记录，向营运商反映监察的结果，要求作出改善。该记录应保存直至营运商合约完结。鼓励家长参考《学生小食营养指引》（最新版），切勿提供"少选为佳"的食物和饮料，例如薯片、朱古力、牛油曲奇等高油、盐、糖的食物，家长可预备新鲜水果、水煮蛋或原味饼干等健康小食，强调小食是当感到饥饿时才需要，不应影响下一餐的胃口。禁止在校内推广"少选为佳"的小食及拒绝接受有关制造商赞助校内活动。要求小食部及自动售卖机推广"宜多选择"小食，摆放在醒目的位置"宜多选择"小食。鼓励学生多喝白开水，确保学生能享用安全饮用水。如发现学生自带的小食不符合健康饮食的政策，学校将采取与家长协定的措施处理。不要以食物作奖赏，避免与健康饮食的习惯及信息违背。

4. 教学及宣传

每学年推行至少一项推广健康饮食的活动，特别是促进家、校、社合作的活动。校方积极参考可信的营养教育资料，例如卫生署或相关学术或专业团体发出的资讯，向家长和教职员提供营养教育，提高他们对健康饮食的认识与关注。将营养教育编入教学大纲。鼓励家长和教职员以身作则，于日常生活中实践健康饮食的习惯，做学生的良好榜样。

5. 制订学校午膳供应商手册

要求学校午膳供应商手册遵循卫生署《学生午膳营养指引》（最新版）内建议的营养要求。供应含最少 10% 全谷麦或添加蔬菜的谷物类食品（如红米饭、糙米饭、菜饭、粟米饭、全麦面包）；每星期两天（逢星期二、四，学校假期除外）。所有餐款提供最少一份蔬菜，并提供添菜服务。每星期三次供应原个新鲜水果（逢星期一、三、五，学校假期除外）。膳食供应模式：饭堂现场分份（于校内煮饭、灼菜，再配以供应商于厂房内烹煮的两款配菜，经适当保温运抵学校后再行加热及现场分份）。午膳供应商必须有认可营养师，并为患有食物过敏的学童提供特别食物安排方案，为少数族裔学童提供特别食物安排方案。

（二）制作发布大量营养教育资料、组织开展各类活动

为了推行"健康饮食在校园"活动，有关部门制订并发布了学生午餐营养指引、学生小食营养指引、2～6 岁儿童体能活动指南、2～6 岁儿童营养指引、学校午餐减盐计划等方案；还制作了一系列互动的学习资料，供老师、家长、学生、食物供应商等使用，内容主要包括设立主题网站、互动游戏、教材资料、教学的录音带，以及健康教育资料、海报、宣传单页等供公众下载。当地的电视台和电台也及时播放宣传短片，配合开展一系列的宣传活动。香港的立法会议员还就有机食品、食物中的反式脂

肪酸等提出有关问题，由卫生福利及食物局局长进行了答复。

有关方面每个月发布健康饮食在校园的校园快讯。校园活动的内容很丰富，包括：校园营养培训工作坊，自选面包，日日谁猜水果蔬菜，儿童营养及饮食问题分析，"学校午膳减盐计划"简介，教师、家长及食物供应商的角色，如何为学童选择健康的午膳等。举办各种颁奖活动，通过培训使小学校长、班主任及教师有信心和能力，在校园内推行健康饮食政策，缔造及推广健康饮食环境文化，培养学生良好的饮食习惯。

（三）开展"有营食肆"活动，"营"接健康潮流

香港市民经常外出用膳，因此在推广健康饮食方面，社会餐饮诚然是最重要的协作伙伴。卫生署 2014—2015 年度人口健康调查显示，超过八成 15 岁或以上人士每星期至少外出进食一次（包括早餐、午餐及晚餐）。而按年龄组别分析，六成半年龄介乎 15 至 34 岁的人士每星期外出进食午餐的次数达五次或以上。另一项在 2016 年进行的研究则发现，在受访者当中，超过九成人希望在餐馆用餐时可以有更健康的菜式选择；超过七成人认为现时在餐馆享用的食品油脂含量过高；超过六成人认为盐分过量。研究亦发现超过七成受访者认为蔬菜分量不够，超过八成人认为水果分量不足。

卫生署在 2008 年 4 月起推出"有营食肆"活动，让市民外出用膳也可以轻易品尝"有营菜式"，即"蔬果之选"（多蔬果）及"3 少之选"（少油、少盐和少糖）的菜式。"有营食肆"活动已经推出超过十年。为鼓励餐馆提供更多元化的健康菜式，协助市民实践健康饮食，卫生署于 2019 年优化"有营食肆"活动，推出"星级有营食肆"，采用新的星级制度，将"有营食肆"分为一星、两星或三星。鼓励餐馆"营"接健康潮流，煮出清新感受，创作招牌"有营菜式"，让市民有更多更健康的选择。参加"星级有营食肆"活动，可吸引更多关注健康的顾客前来光顾。目前，已有 280 个品牌共 1 028 家餐馆加入活动，当中近半为三星"有营食肆"。

第三节　"营在校园"——北京市平衡膳食校园健康促进行动

2014 年 6 月，北京市卫生和计划生育委员会、北京市教育委员会联合组织制定了《"营"在校园——北京市平衡膳食校园健康促进行动工作方案（2014—2020 年）》。工作目标是通过推广《北京市中小学生健康膳食指引》（以下简称《指引》），建立学校、供餐企业、学生和学生家长四方平台，共同营造校园平衡膳食的支持环境，共同参与校园平衡膳食的各项活动，使健康饮食的观念深入人心，促进学生养成健康饮食行为。北京市成立了市级平衡膳食校园行动工作办公室，负责平衡膳食校园行动的日常管理工作，组织实施平衡膳食的干预措施。

《"营"在校园——北京市平衡膳食校园健康促进行动工作（2014—2020 年）》整合了市卫生计生委、市教委、北京市疾控中心和 12320 官方微博群等相关资讯资源，同步传播，形成合力，扩展影响。在北京市疾病预防控制中心等网站开设平衡膳食校园行动专区，对《指引》进行科普宣传，并通过学生膳食园地、家长营养咨询建议园地、学校食堂厨师园地、营养咨询等栏目与读者互动。建立和完善北京市校园营养师队伍，要求每个学校应有 1 名专（兼）职营养师，负责本校的学生营养餐配餐工作，并在本校开展《指引》宣讲、食谱的测评和评比、学校现场活动指导、营养咨询等工作。举办北京市校园营养师技能大赛，组建校园营养师宣讲团。

（一）制订"营"在校园——北京市平衡膳食校园健康促进行动工作进度

2014—2020 年每年确定一个主题，推进平衡膳食校园行动，并进行中期评估和终末评估。

2014 年，以"健康餐盘 3∶2∶1"为主题，推广《北京市中小学生健康膳食指引》，掌握平衡膳食原则。

2015 年，以"读懂营养标签，科学选择食品"为主题，开展营养标签的识别教育，开展第一轮中小学生平衡膳食校园行动监测。

2016 年，以"我做营养小达人"为主题，在中小学课程中强化食物与营养知识的内容，使老师、家长和学生普遍掌握必要的营养知识。

2017 年，以"吃动平衡促健康"为主题，宣传平衡膳食、适量运动，防控青少年肥胖，对超重和肥胖学生进行膳食指导，开展第二轮监测工作。

2018 年，以"营在校园美食"为主题，开展校园厨艺大赛，提高学校炊管人员对食物营养的认识和烹饪营养菜品的技巧。开展平衡膳食校园行动中期评估，根据中期评估结果和营养监测结果，对不同健康状况的学生进行膳食指导。

2019 年，以"营养与食品安全"为主题，开展宣传，防止食源性疾病，促进健康，开展第三轮监测工作。

2020 年，以"我的营养我做主"为主题开展宣传，树立良好的营养理念和饮食习惯。开展平衡膳食校园行动终末评估。

（二）推广《北京市中小学生健康膳食指引》

北京市卫生和计划生育委员会、北京市教育委员会根据学生营养健康现状和存在的主要问题，于 2018 年重新修订《北京市中小学生健康膳食指引》，并制订北京市中小学校健康膳食评估标准，在行动实施前开展基线调查，在行动实施期间进行中期评估，在行动结束后进行整体评估，形成评估报告，为下一阶段北京市中小学生膳食策略的制定提供指导。同时举办北京市校园营养师技能大赛，组建校园营养师宣讲团。

《北京市中小学生健康膳食指引》共六条核心建议：

第一条，认识食物，珍惜食物，学习制作食物；

第二条，食物多样，谷类为主，多吃薯类杂粮；

第三条，多吃蔬果、奶类和大豆，适量吃鱼、禽、蛋和瘦肉；

第四条，三餐均衡，足量饮水，科学选择零食；

第五条，新鲜卫生，健康烹饪，少油少盐少糖；

第六条，足量运动，形式多样，保持适宜体重。

（三）全社会共同参与平衡膳食校园行动

① 面向社会征集本市中小学生一周食谱（或午餐食谱），由专家队伍选取具有代表性的食谱进行分析点评，指导家长、学校及供餐企业关注和制作营养健康膳食。

② 举办家长营养沙龙，市教委和市卫生计生委邀请学生家长、营养专家、学校管理人员等各界人士围绕学生营养膳食等内容，开展沙龙研讨、现场观摩、学校食谱评估等形式多样的活动，参与校园平衡膳食主题活动，集社会各界力量共同关注和推动学生平衡膳食工作。

③ 在 12320 公共卫生咨询热线开设专席，定期解答群众有关中小学生平衡膳食和营养方面的问题。

④ 与食品供餐企业、行业协会等相关部门沟通，促进供餐企业等为中小学生提供更多有益健康的食品选择。

⑤ 与其他相关专业团体、协会密切协作，共同促进中小学生膳食健康。

（四）开展北京市平衡膳食校园行动中小学生营养监测

1. 监测内容

① 掌握中小学生营养知识、态度行为状况及其变化趋势。

② 掌握中小学生食物消费及营养素摄入状况、营养状况及其变化趋势。

③ 了解超重、肥胖和营养素缺乏等膳食相关性疾病状况及其变化趋势。

④ 评估平衡膳食校园行动对中小学生营养与健康状况的影响。

2. 监测时间

每两年完成一轮监测，现场调查在每年的 9—11 月进行，2015 年首次开始监测；2017—2018 年第二轮监测；2018 年平衡膳食校园健康促进行动效果中期评估，提出中小学生营养改善的政策、措施建议；2019—2020

年开展第三轮监测；2020 年平衡膳食校园健康促进行动效果终末评估，准备开展下一步中小学生营养与健康促进工作。

第四节　上海市食育工作的推进

（一）政府各有关部门联合推进食育工作

近几年，上海市教育委员会、原上海市食品药品监督管理局等部门联合发文，要求学校充分发挥学生午餐系列工作的育人载体作用，在加强学生午餐安全、营养等方面管理的基础上，促进中小学生养成健康文明的饮食习惯和规范。倡导"光盘"行动，引导学生养成爱惜粮食的习惯。

各区市场监管局发挥专业优势，在食品安全知识方面对学校给予指导和支持。同时，利用社区、家庭等多种途径对学生家庭进行普及。

有关部门要求各中小学和托幼机构切实履行校园食品安全管理的主体责任，健全完善食品安全管理制度。创建"放心学校食堂"，2019 年 90% 的学校以及托幼机构食堂符合"放心学校食堂"标准。

上海市教育委员会于 2016 年搭建了上海市学校食品安全追溯管理平台，这是中小学和托幼机构食品信息追溯平台，主要对学校食品原材料、从业人员健康状况及菜谱等信息进行全面监控和管理，实现来源可溯、环节可控、去向可查监管目标。管理平台的监管信息分为三部分：供餐机构证照信息、供餐机构食品物料信息、供餐机构菜谱信息，具有查验索证索票、食品安全预警、快速追溯排查等功能。要求各中小学校确保关键岗位、关键环节的责任清晰明确、落实到人，规范做好学校食品安全管理平台运行的各项工作，及时、准确上报食品原材料来源等信息。

（二）编写教材，组织培训，开展食育试点

上海市各区至少在每个学段（小学、初中、高中）选择三所学校试点开展食育工作。上海市教育委员会、原上海市食品药品监督管理局会同上海市科技艺术教育中心、上海市食品安全工作联合会等编写了《中小学食

品安全与营养午餐指津》《上海市中小学校园食品安全读本》等书籍，并组织有关专家、餐饮烹饪大师制定了学校营养午餐推荐菜谱，指导学校开展食育工作。

2018年举办全市中小学骨干教师食育培训班，组织师资现场观摩学生午餐食育过程。邀请有关专家作了食品营养与健康知识、中国学龄儿童膳食指南解读、食品安全食育与饮食文化、中小学生吃动平衡、学生午餐智能化操作等辅导讲座。

（三）举办各类活动，普及食育理念和知识

上海市教育委员会开展健康教育示范课评审，建立示范课资源库，推进课程建设和师资培养。健康教育示范课征集活动面向全市各中小学校。内容包括健康行为与生活方式、疾病预防、食育等方面的内容。2019年，全市共征集到16个区的103份课例，遴选出2019年上海市中小学健康教育示范课共36个课例，并评比出一、二、三等奖；将示范教育示范课一、二等奖获得者的教学案例汇编成册，供各学校在开展食育活动时参考。

上海市科技艺术教育中心、上海市幼托协会还举办了食育主题海报征集活动，活动面向幼儿、小学、中学三个不同的年龄段学生。全市共征集到442所学校的4 000多幅作品，经过初评、复评、终评，评出一、二、三等奖。

（四）开展中小学营养午餐评估及研究

2019年，为了解中小学食育和营养午餐的基本情况，市教委组织有关单位在全市16个区、48所学校开展中小学营养午餐现场调查与评估，连续五天进行了学生营养午餐调查；对学校供餐单位和食堂基本情况进行了调查，并对学生进行了问卷调查；还开展了学生喜爱的午餐菜谱评选活动。

参考文献

[1] 纪巍，毛文娟，代文彬，等.关于我国推进"食育"的思考［J］.教育探索，2016（02）：38-41.

［2］丁诺舟，张敏. 从塑造人格到助推经济的全方位教育理念——日本"食育"思想的历史与现状［J］. 外国中小学教育，2016（09）：28-35.

［3］本刊编辑部，李里特. 国民素质教育的新课题——食育［J］. 饮食科学，2012（05）：4-7.

［4］施用海. 关于日本的食育［J］. 中国食物与营养，2007，13（10）：4-6.

［5］李惠惠. 日本食育对中国食育的启示［D］. 山西师范大学，2015.

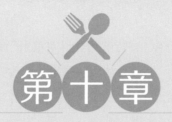

第十章

杜绝浪费、兴新食尚

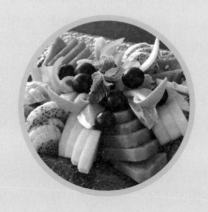

（一）全社会动员，坚决制止"舌尖上的浪费"

近日，习近平总书记对制止餐饮浪费行为作出重要指示。他指出，餐饮浪费现象，触目惊心、令人痛心！当下，一些地方餐饮浪费现象十分严重，危害粮食安全，有违"厉行节约、反对浪费"的良好社会风尚，必须制订实施更有力的举措，推动全社会坚决制止"舌尖上的浪费"。

2019年中国科学院地理科学与资源研究所等机构发布了《中国城市餐饮食物浪费报告》。对北京、上海、成都、拉萨4个城市366家餐馆进行的实地调研发现，餐饮业人均食物浪费量每餐为93 g/人，浪费率为11.7%。据测算，我国城市餐饮业仅餐桌上食物浪费量就高达1 700万吨至1 800万吨，相当于3 000万人至5 000万人一年的食物量。其中，大型餐馆、游客群体、商务聚餐等是餐饮食物浪费的"重灾区"。

中小学校园食物浪费问题值得关注。调研结果显示：某大型城市中小学生的食物浪费量明显高于城市餐饮业的平均水平。各种供餐方式中，盒饭食物浪费最为严重，浪费量高达每餐每人216 g，约占食物供应量的1/3。学生对校园餐饮的满意度较低、良好饮食习惯和食育教育的缺失是造成食物浪费的主要原因。

2019年上海市对48所中小学营养午餐调查与评估发现，学校营养午餐丢弃情况较严重：小学生平均每人每日午餐丢弃量为75 g，初中学生平均每人每日午餐丢弃量为97 g，高中学生平均每人每日午餐丢弃量为52.5 g；丢弃最多的食物是蔬菜类。

我国人口多、基数大，每人浪费一点，就会是惊人的量，对我国粮食生产带来较大压力，同时，餐饮浪费产生大量厨余垃圾，也会对生态环境产生较大负面影响。

（二）教育部门制止餐饮浪费的行动方案

为贯彻落实中央关于厉行节约、反对浪费的重要精神，坚决制止学校餐饮浪费行为，切实培养青少年勤俭节约习惯，引领带动社会文明新风尚。教育部办公厅制定了《教育系统"制止餐饮浪费，培养节约习惯"行动方案》，主要内容有：

1. 广泛开展教育宣传

根据教育教学规律和不同年龄段学生特点，把勤俭节约内容有机融入高校思想政治理论课、高校形势与政策教育宣讲、中等职业学校思想政治课程教学、中小学德育课程教学、幼儿园习惯养成等教育环节之中，充分利用校园广播、标语、挂图、公告栏和网络等媒介，多种形式宣传制止餐饮浪费，让节约教育在学校随处可见，营造浓厚氛围。发挥榜样示范作用，对浪费行为开展反面警示教育，加大对浪费行为的纠正力度。

2. 大力培育校园文化

（1）深入推进光盘行动。

全面持续开展食堂"光盘行动"，采取多种方式激励师生吃完所购食物、不留剩饭剩菜的光盘行为，以此为抓手迅速扭转学校餐饮浪费的不良风气。

（2）开展各类校园活动。

围绕勤俭节约开展主题班会、主题党团日、艺术节、读书读报、征文演讲等日常性活动；利用世界粮食日、全国爱粮节粮宣传周等契机开展专题教育，加强粮食安全宣传。把勤俭节约作为文明校园创建的重要内容。

（3）加大社会实践体验。

组织学生走出课堂，走向田间地头和青少年社会实践基地等场所，广泛开展实践体验活动并形成制度。通过社会实践、劳动体验，让学生切身感受食物的来之不易，真正形成尊重劳动和爱惜食物的思想意识。

3. 提升食堂管理水平

（1）加强运行管理。

完善从食品原材料采购、库房储存、物流配送、生产加工到成品销售的全链条节约管理，实现食材配比有效动态调整。不断提升餐饮从业人员技能水平，改进烹饪工艺，最大限度减少损失和浪费。

（2）优化供餐服务。

坚持学生食堂为学生健康成长服务的方向，建立科学、绿色的供餐服务体系。营养搭配菜品，注重膳食平衡和饭菜质量，严格食品卫生安全。改进菜品口味，通过菜品创新、传统节日食品和风味小吃进校园，建立符合师生多样化口味的餐饮保障体系。加强供餐管理，提高供餐质量。

（3）强化现场管理。

在食堂明显位置张贴宣传标语或宣传画、摆放提示牌，提醒师生适量点餐，制止浪费。建立以教师和学生为主体的文明就餐监督员志愿者队伍，加强自我管理和自我监督；中小学、幼儿园落实集中用餐陪餐制度。在食物收残环节对浪费行为进行直接监督和提醒，对有严重浪费行为的人员联合学工、院系加强教育管理。结合实际开展光盘换水果、浪费随手拍等活动。

4. 创新使用科技手段

积极探索运用新技术、新工艺、新装备制止学校餐饮浪费，将信息技术、物联网、人工智能和现代食堂管理相结合，打造节约型智慧食堂。加强食材供应链信息化管理，建立采购和库存电子台账制度、食材溯源线上跟踪制度，有计划地采购食材，减少食材变质损耗浪费。开发就餐管理服务平台，根据订餐数据进行备餐，实现精准供餐，提供个性化服务，利用大数据手段分析峰谷人数和用餐习惯，加强服务互动，掌握师生菜品满意度，及时调整菜品，减少食物消费浪费。采取技防措施，推进食堂明厨亮灶工程建设，通过视频监控等形式，实现食堂全流程、无死角监控，对学校食堂泔水产生情况进行动态监测，及时发现并制止存在的餐饮浪费行为。

5. 建立健全制度体系

全面排摸掌握学校餐饮浪费情况，深入分析产生原因，制定具体管理制度和办法。坚持厉行勤俭节约办教育，把节约资源的绿色理念贯穿到学校教育、管理各项工作中。学校要编制餐饮节约年度工作计划，建立餐饮节约行为考评制度，将厉行节约反对浪费表现纳入师德师风、学生综合素质和食堂评价体系，作为师生评奖评优和食堂考核的重要参考。在食堂价格平抑基金、标准化食堂建设、专项物价补贴、绿色学校创建等政策性措施评价标准中纳入制止餐饮浪费的指标。通过建立落实奖惩制度、考核制度和责任追究制度等，推动学校餐饮节约工作长期持续有效开展。

（三）"光盘行动"从校园到家庭

节约要从孩子抓起，把勤俭节约等美德教育贯穿始终。家里一日三餐，怎么做到既营养健康，又减少浪费呢？

1. 饭菜小分量

改变传统思维，改变饮食习惯，做饭小分量是实现食物多样化，避免浪费的关键。每种食物吃少点，种类要多一些，营养来源更丰富。各种食物还要巧搭配，做到有粗有细、有荤有素，五颜六色。

2. 定食谱

现吃现买，适量购买。父母们对家里人的口味、喜好、食量了如指掌，最好提前定好菜谱，按照不同季节、家里每个人的食量进行统计购买。根据食品存放的时间长短，购买应季蔬菜、水果。现吃现买，适量购买既能保证食物新鲜安全和营养，又能避免家庭浪费。每次去采购前看看家里冰箱的剩余食物，按照家庭成员的人数和食量适量购买，做到心中有数。

3. 食材科学储存

食材按照保质期长短分装分类储存，分类装盒，有的冷藏、有的冷冻。可利用各种保鲜工具如保鲜盒、保鲜袋等，分门别类地封装蔬菜水果和饭菜，装海鲜和冷冻食物，能很好阻隔食材之间的细菌滋生，避免因储藏不当造成食材的浪费。

如果有剩饭剩菜一定要放冰箱，下一顿少做点尽快吃掉。吃之前记得一定要加热。

4. 饭菜分餐、三餐定时定量

家庭可以按照人数分盘分餐。如主食、肉类、菜等可以按照人数进行分餐，放到每个人的餐盘里，每个人吃掉盘里的食物，家人之间可以相互监督，也可以让孩子参与分餐的过程，增加感情交流。教育孩子养成良好的饮食习惯，三餐定时定量，不挑食、不偏食、不暴饮暴食。

5. 外出点餐，有备而去

外出就餐，可提前上网看看，餐馆的招牌菜、好评菜是哪些，菜量约多少，做到有备而去，按照人数一般一人一道菜，有荤有素、有冷有热，营养均衡的原则点菜，主食可后点，避免浪费。剩下的打包，吃之前要加热后食用。

附　录

早餐——健康进行时

执教人	杨婷婷	授课年级	四年级
课例名称	早餐——健康进行时	课　时	1
指导思想 理论基础	理论基础： 　　党的十九大报告明确提出要实施"健康中国"战略，将"健康"提到战略高度，其重要性可见一斑。早在2016年全国卫生与健康大会上，习近平总书记就提出，没有全民健康就没有全面小康。要加强健康知识宣传力度，倡导健康文明的生活方式，树立大卫生、大健康的观念。健康是吃出来的，世界卫生组织（WHO）曾向世界宣布，个人的健康和寿命15%取决于遗传，10%取决于社会因素，8%取决于医疗条件，7%取决于气候影响，60%取决于自己。而取决于个人的因素中，生活方式是主要因素，尤其是饮食习惯，"吃饭"就是"生存"。因此，开展全民性"食育"文化教育势在必行。 设计思路： 　　在整个教学过程中，结合了四年级学生的特点，通过听、说、读、看、议、搭等一系列活动刺激学生的感官神经，并通过生生互动、师生互动以及专家和学生互动的多元互动体验来促进课堂资源的不断创新，进一步促进教学目标的达成。 　　教学过程分为两大板块，通过学校里的真人真事，学生在升旗仪式上晕倒事件引入话题，第一大板块通过看一看、猜一猜不吃早餐会导致哪些问题，听一听营养专家的讲解，找一找不吃早餐可能导致的疾病，再通过同伴议一议，说一说不吃早餐的原因有哪些，并通过小组讨论的方式找出对策，从而让学生明确良好的早餐习惯对于健康的重要性。第二大板块通过看一看视频了解中国儿童平衡膳食算盘中不同食物含有不同的营养素，并通过小组合作的形式自己动手搭配一个营养早餐。从而让学生学以致用，合理安排早餐。最后，教师通过归纳总结出早餐儿歌，学生通过读一读、念一念来巩固本课所学，并将所学延伸至课后，指导家长做一份营养早餐。

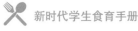

（续表）

教学背景 分析	**教学背景：** 　　由于传统饮食习惯、食品结构、家庭环境和早餐供应体制等诸方面影响，很多小学生对于自己的早餐问题"不关心"，对早餐持"无所谓"的态度。大多数人认为吃早餐仅仅是为了填饱肚子，大部分小学生对营养早餐的重要性了解非常肤浅，小学生家长无暇或懒于做早餐，再加上对早餐的重要性缺乏科学认识。所以，在小学生中不吃早餐或凑合吃早餐的现象极为普遍。 **学生情况分析：** 　　通过对学校一至五年级的学生调查了解到，不能坚持每天吃早餐的比例为 9.3%，其中一至三年级占 6.8%，四年级以上占 13.2%；早餐食物结构品种单一的比例为 10.68%，同时发现有很多学生父母工作忙，没有条件每天准备好营养搭配合理的早餐，有些学生偏食现象严重，以致在升旗仪式上头晕不适，或者经常胃痛。因此必须使学生知道不吃早餐或者早餐营养不足的危害，养成良好的饮食习惯。利用多种形式针对不同学龄、不同性别的学生开展健康教育，使学生能有效地获得营养知识，树立进食早餐的健康信念，进而改变不良早餐行为。
三维教学 目标	**知识与技能：** 　　让学生知道每天吃早餐的重要性和不吃早餐的危害，以及合理早餐所含的主要营养素。 **过程与方法：** 　　（1）通过提问和教师的讲解、归纳，了解到不吃早餐的危害，以及由此而产生的后果。 　　（2）通过学生分组讨论，自己动手搭配一份营养早餐。 　　（3）能把所学到的知识运用到生活中去，每天吃好早餐。 **情感态度与价值观：** 　　学生通过了解不吃早餐的危害，养成良好的饮食习惯，克服一切困难，每天早点起床，不睡懒觉，把早餐吃饱吃好，积极投入到一天的学习中。
教学重难 点	教学重点：吃早餐的重要性、早餐食品的合理搭配。 教学难点：各类早餐所含的主要营养素。

（续表）

教学过程	教学环节	师 生 活 动	设计意图
	一、 寻根究底 "引"早餐	教师出示一张升旗仪式上同学晕倒了的图片，引入课题，启发学生思考。 　　提问：是什么原因导致了她晕倒？ 　　预设1：我猜，她可能是生病发烧导致的晕倒。 　　预设2：我推断她是因为没吃早饭导致的低血糖，从而发生了晕倒。 　　过渡：后来大家一起帮这位同学寻找到了原因，这是因为没吃早餐导致的。早餐对我们每一个人来说是非常重要的，让我们一起聊聊早餐的那些事。	学生通过了解发生在身边的小事，知道小事情能影响大健康，从而引起关注，也顺其自然地引入本课的教学情境中来。
三维教学 目标	二、 七嘴八舌 "话"早餐	（一）小调查，找问题 　　1.议一议。 　　提问：同学们在班级展开了小调查，这是其中两个组的调查结果，请看看这两张调查图表见附图1-1，你读到了什么信息？同伴讨论一下。 　　预设1：从第一张图表，我看出了我们班有34%的人有不吃早餐的习惯，66%的人能坚持每天吃早餐。 　　预设2：从第二张图表，我看出了有的同学早餐只吃一种食物，有一部分人吃两种食物，能吃到四种以上食物的人比较少。	教师通过展示班级的调查汇总图表，让学生从直观上了解班级学生的早餐现状；通过提问和老师的讲解、归纳，让学生学习到不吃早餐的危害，以及由此而产生的后果和可能会引起的疾病。

（续表）

教学过程	教学环节	师 生 活 动	设计意图
三维教学目标	二、七嘴八舌"话"早餐	附图 1-1　早餐情况调查 　　教师总结：同学们总结得很好，有些同学有不吃早餐的习惯，也有的同学能坚持吃早餐，但是食物品种单一，不够重视早餐，对早餐的重要性还不够清晰。 　　2. 连一连。 　　过渡：不吃早餐对人体的健康到底有哪些影响呢？让我们来听听健康专家怎么说。请大家拿出任务单，请大家听一听，连一连。（见附图 1-2） 　　预设 1：我知道了不吃早餐可能会导致胃病，还会导致胆结石，甚至会得心脏病。 　　预设 2：让我惊讶的是，不吃早餐可能会导致肥胖。 附图 1-2　连一连	通过小组讨论的方式，找出藏匿在普通家庭中的早餐问题，并一起找出应对策略。

教学过程	教学环节	师 生 活 动	设计意图
三维教学目标	二、七嘴八舌"话"早餐	（二）小讨论，寻对策 提问：没想到一个小小的早餐对我们的身体会产生这么深远的影响，但是，不吃早餐可能是哪些原因造成的呢？请大家一起帮他们想想办法，怎么解决这个问题。 预设1：我觉得可以定好闹钟，早点起床，改掉赖床的坏习惯。 预设2：我有个办法，如果早上想多睡一会，可以头天晚上准备好食材，用定时功能提前备好早餐。 教师总结：大家为同学们想到了很多好办法，我们能力有限，要联合爸爸妈妈的力量，一起来保障好我们的早餐，吃好早餐才是最重要的。（见附图1-3） 附图1-3　教师总结	通过小组讨论的方式，找出藏匿在普通家庭中的早餐问题，并一起找出应对策略。
	三、出谋划策"搭"早餐	（一）观视频，获知识 （1）观看视频了解儿童平衡膳食算盘的分类。 （2）知道每层食物能提供的主要营养有哪些。 （二）巧搭配，更理念 1.合作"配"早餐。 过渡：大家完成分类后，接下来，我们要通过一场营养搭配擂台赛来考查一下各位营养师的功力啦，听好任务，就请大家用这些食物贴来搭配一套你认为最有营养的早餐。小组行动起来吧。（见附图1-4）	学生通过前几个环节的学习已经了解到早餐的重要性，早餐要营养均衡，通过分组模拟动手搭配一份营养的早餐，能让学生把所学到的知识运用到生活中去，每天吃好早餐。

（续表）

教学过程	教学环节	师 生 活 动	设计意图
三维教学目标	三、出谋划策"搭"早餐	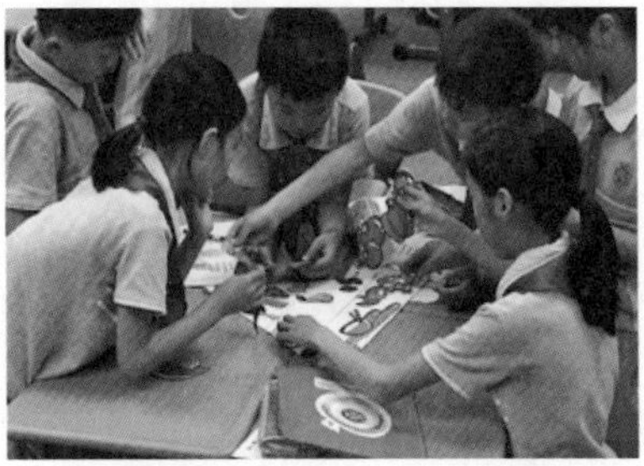 附图1-4 合作"配"早餐 2.投票"评"早餐。 过渡：请大家把你们组的成果都贴到今天的早餐擂台榜上来，现在你们每个人手里都有一张大拇指的贴纸，你可以投给你认为最健康、最有营养的早餐上（见附图1-5）。你想投给谁，为什么？ 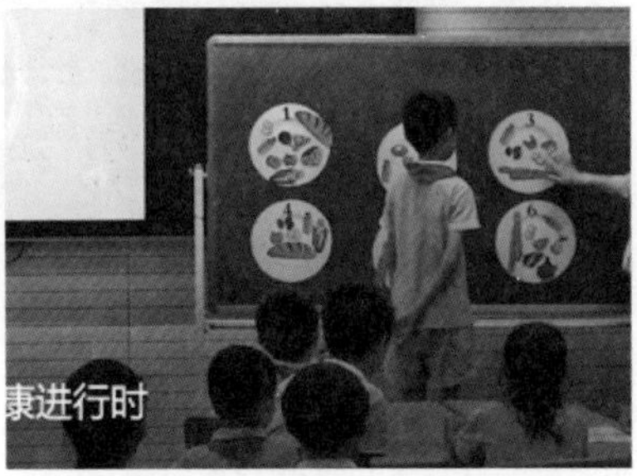 附图1-5 投票"评"早餐 预设1：我喜欢1号早餐，因为干稀搭配合理，营养也比较均衡。 预设2：我喜欢2号早餐，因为维生素含量比较高，吃着有营养。 教师总结：同学们评价得十分到位，早餐搭配要合理，最好干稀品种搭配好；同时，要有营养，荤素搭配要合理，只有这样，才能保证你们健康成长。	学生通过前几个环节的学习已经了解到早餐的重要性，早餐要营养均衡，通过分组模拟动手搭配一份营养的早餐，能让学生把所学到的知识运用到生活中去，每天吃好早餐。

教学过程	教学环节	师 生 活 动	设计意图
三维教学目标	四、学以致用"做"早餐	1.教师总结。（见附图1-6） 每天早餐要吃饱， 干稀品种搭配好， 荤素合理有营养， 健康聪明长得高。 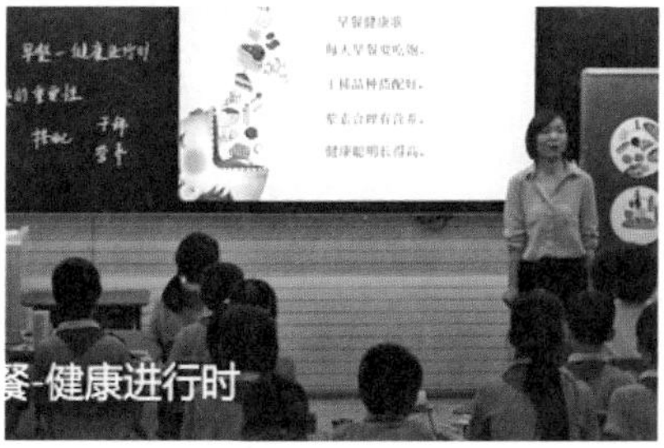 附图1-6　教师总结 2.作业布置。 和父母合作搭配一周的营养早餐。	归纳总结早餐儿歌，学生通过读一读、念一念来巩固本课所学，并将儿歌传递给每一个家庭，将所学延伸至课后，并指导家长做一份营养早餐。

附2：上海市松江区九亭第五小学食育介绍

五彩食育　助力成长——上海松江区九亭第五小学

　　用餐礼仪缺失，偏食挑食、浪费现象严重，不食五谷的孩子越来越多，这些现象其实一直以来都是困扰学校管理者的心头病，食育教育迫在眉睫。

　　上海市松江区九亭第五小学在建校之初，就把食育工作列为德育的重点项目之一。学校领导认为食育不单单是基于食物的营养、健康的教育，还是技能教育、生活教育。

（一）以兴趣为导向，培养用餐礼仪

　　每个学期在学校的食育文化月——"吃好饭"活动中，除了利用升旗仪式，通过情景剧《悯农》、少先队活动课、午会课做好用餐礼仪和习惯的集体教育，利用食堂环境布置、橱窗、电子屏、微信公众平台向家长宣传以外，还开展了如下活动。

　　（1）校本德育课程"墨宝课堂"。（见附图2-1）

　　"墨宝"是学校的吉祥物，学校有针对性地寻找了关于午餐礼仪、习惯的视频，激发学生好奇心，再结合教师讲解，学生会更加能听得进去。

　　有的班级学校还会拍摄模范午餐班视频，全校展播，激励学生，以一种集体荣誉感去"吃好饭"。

　　（2）设置午餐小岗位。

　　学校设置分餐值日生、餐间礼仪巡查员、餐后劳动值日生，让每位学生轮流参与到午餐管理的各环节，把生活的能力归还给学生。

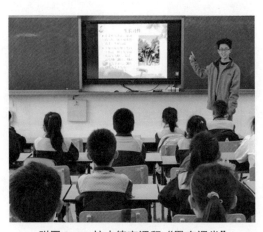

附图2-1　校本德育课程"墨宝课堂"

（3）荣誉评选活动。

①"午餐小标兵"评选。每个学生都有一张争章卡，争章卡上是对午餐习惯和礼仪要求的细化目标，班主任会对午餐表现好的学生给予即时的积分奖励，一周进行总结，对表现好的学生给予 100 积分的奖励和证书发放。（见附图 2-2）

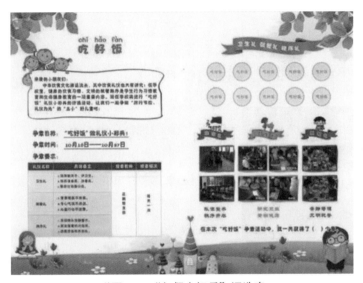

附图 2-2　"午餐小标兵"评选表

② 午餐示范班评选。学校行政、年级组长、家长代表、学生大队委员组成考评小组，优胜班级将获得"午餐示范班"的称号，并颁发奖杯。（见附图 2-3）

除了定期开展的评比活动以外，学校要求每位班主任每天针对学生的文明午餐行为，在小程序上进行积分赋分，每个家庭都能收到当天午餐行为的即时反馈。这对不良的午餐行为有矫正作用，对良好的行为有强化作用。

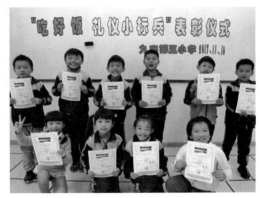

附图 2-3　"吃好饭礼仪小标兵"表彰仪式

（4）学校各种德育活动都有意识地将食育教育结合其中。

例如，墨宝集市中深受学生喜欢的奖励——"与校长共进午餐"，古诗吟诵月之包汤圆活动，《悯农》《谪居粮绝请学于农将田南山咏言寄怀》等蕴含食育意义的古诗吟诵学习，劳动节系列活动之"中华小当家 父母好帮手"，教师节爱生节之"爱的点心 DIY"活动等，将食育教育渗透到学校节庆活动的方方面面，在这个过程中渗透用餐习惯和用餐礼仪，深受学生欢迎。

（二）化被动为主动、减少餐食浪费

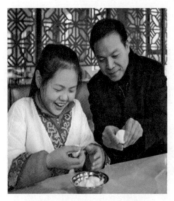

附图 2-4　快乐自助餐

关注学生的食物浪费不能仅限于"消灭剩饭"，而忽视食育育人的目的。

定期开展快乐自助餐活动，改变学生的就餐模式，从给予变为孩子自己摄取。就餐前，教师会向学生讲解吃自助餐的礼仪、规则和意义，以及如何自己搭配有营养的餐食。学生吃多少选多少，在轻松愉快的氛围中享受着乐趣，很快就把餐盘里的食物吃得"精光"。（见附图 2-4、附图 2-5）

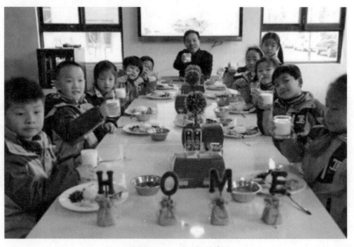

附图 2-5　师生共餐

餐后学校开展各班剩饭剩菜称重评比，一周结束后，会把各班的总量进行总结，与上一周的结果进行对比，通过横向纵向比较，学生在杜绝自身就餐浪费的同时继而以集体之力反对餐桌浪费。（见附图2-6）

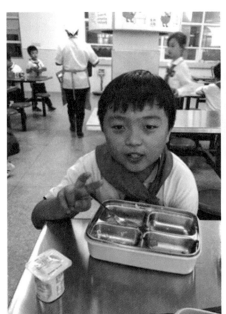
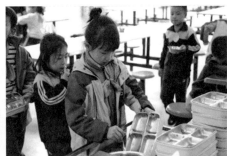
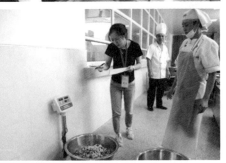
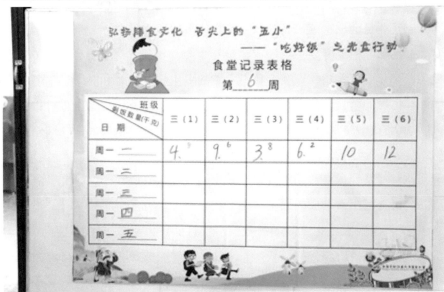

附图2-6　剩饭剩菜称重评比

（三）开辟"墨宝农场"，收获食育乐趣

墨宝农场远远不只是一个供种植果树的场所，更是一个寓教于乐的食育育人环境。学生精心管理的是小苗，竭力呵护的是生命，体验的是为生命"保驾护航"的生命教育过程。

学生通过种蔬菜、读科普、识五谷，收获了劳动的乐趣。特别是收获蔬菜的时节，那是他们最开心的时刻。学生们可以亲自下厨，动手参与烹饪，毫不吝啬地把收获的成果分享给其他班级。看到植物生长的不易，感悟到做菜的辛苦和甜蜜后，餐食浪费也在被慢慢改变。珍惜粮食，感恩生活！

在墨宝农场收获季上，除了出售亲手种植采摘的瓜果蔬菜外，学生还展出了许多与食物相关的艺术手工制品……在学校"六一"爱心特卖会上，孩子们还用这些工艺品卖出换得的义款购买了书籍，捐献给了山区孩子，将温暖送给他人。

（四）家校合力共进，强化食育环境

食育当然不能仅限于学校，要充分借助家长的力量，家校共育。

在开垦农场、种植蔬菜的过程中，依靠家长志愿者的鼎力支持。

家长委员会根据家长特长，分化出五个专职委员会，分别是亲子教育专委会、营养指导专委会、职业体验专委会、安全教育专委会、宣传工作专委会。其中营养指导专委会负责食堂的卫生情况监督和对学生午餐的营养配比情况的监督。营养指导专委会还有一项工作就是对学生进行午餐相关问卷调查，并将结果与家长反馈，家校合力，指导家长如何共同修正学生不良的午餐习惯，提高学校食育效果。

通过一系列食育活动的开展，学生们在发生着改变，这是九亭五小师生共同努力与探索结成的果实。未来在食育课程方面，学校打算开设"四季餐桌""墨宝农场十二时辰"等校本食育课程，让孩子多角度了解"吃东西"这件事情所蕴含的奥秘，安全饮食、健康成长，守护好自己的五彩童年。